HCR-20
コンパニオン・ガイド
暴力のリスク・マネージメント

Kevin S. Douglas
Christopher D. Webster
Stephen D. Hart
Derek Eaves
James R.P. Ogloff

監訳
吉川和男

訳
吉川和男　岡田幸之　安藤久美子　菊池安希子
福井裕輝　富田拓郎　美濃由紀子

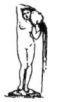

星　和　書　店

Seiwa Shoten Publishers

2-5 Kamitakaido 1-Chome
Suginamiku Tokyo 168-0074, Japan

HCR-20
Violence Risk Management
Companion Guide

by

Kevin S. Douglas

Christopher D. Webster

Stephen D. Hart

Derek Eaves

and

James R. P. Ogloff

Translated from English

by

Kazuo Yoshikawa

Takayuki Okada

Kumiko Ando

Akiko Kikuchi

Hiroki Fukui

Takuro Tomita

and

Yukiko Mino

English Edition Copyright © 2001 by the Mental Health, Law, and Policy Institute, Simon Fraser University

Japanese Edition Copyright © 2007 by Seiwa Shoten Publishers, Tokyo

目　次

寄稿者　　v

序文（訳：吉川和男）　vii

セクション1：暴力のリスク・マネージメントに HCR-20 を利用する際の一般的な問題　1

第1章　コンパニオン・ガイドの目的 …………………………………… 3
　　　Christopher D. Webster & Kevin S. Douglas（訳：吉川和男）

第2章　暴力のリスク・アセスメントとマネージメント ………………… 15
　　　Stephen D. Hart（訳：吉川和男）

第3章　HCR-20 を用いたリスク・マネージメント：ヒストリカル・ファクターに焦点を当てた概観 ………………………………………… 27
　　　Stephen D. Hart, Christopher D. Webster, & Kevin S. Douglas（訳：吉川和男）

第4章　暴力のリスク・マネージメントにおける HCR-20 の使用：実施と臨床的実践 ………………………………………………………… 41
　　　Kevin S. Douglas & Henrik Belfrage（訳：吉川和男）

第5章　暴力のリスク・マネージメントの専門的，法的，倫理的問題 …… 59
　　　James R. P. Ogloff（訳：岡田幸之）

セクション2：「C」ファクターに基づいた戦略　71

C1章　洞察を育てる：関係性と動機付けを使って気付きを高め，変化への準備性を育てる ……………………………………………… 73
　　　Wayne Skinner & Lorne Korman（訳：菊池安希子）

C2章　態度を変化させる：肯定的で持続する変化をもたらす ………… 85
　　　Rüdiger Müller-Isberner（訳：菊池安希子）

C3章　症状をマネージメントする ……………………………………… 93
　　　Julio Arboleda-Flórez & Christopher D. Webster（訳：安藤久美子）

C 4 章　衝動コントロール …………………………………………… 101
　　Shelley F. McMain & Christine M.A. Courbasson（訳：安藤久美子）

C 5 章　治療可能性，治療反応性，リスク・マネージメント ………… 109
　　Ralph Serin（訳：吉川和男）

セクション 3 ：「R」ファクターに基づいた戦略　119

R 1 章　実行可能な計画を立てる ………………………………………… 121
　　Henrik Belfrage & Göran Fransson（訳：美濃由紀子）

R 2 章　安定した環境を築く …………………………………………… 127
　　Christopher D. Webster, Derek Eaves, & Peter Halpin（訳：福井裕輝）

R 3 章　効果的な支援の提供 …………………………………………… 135
　　Leena K. Augimeri（訳：富田拓郎）

R 4 章　治療的試みの遵守 ……………………………………………… 147
　　Randy Borum, Marvin Swartz, Jeffrey Swanson, & Sandy Wiseman
　　（訳：福井裕輝）

R 5 章　ストレスを減らす ……………………………………………… 155
　　Sheilagh Hodgins（訳：岡田幸之）

セクション 4 ：補足的資料　161

HCR-20 リスク・マネージメント計画書とリスク追跡表 ……………… 163
　　Kevin S. Douglas & Christopher D. Webster

HCR-20 に関連した普及啓発 …………………………………………… 169
　　Kevin S. Douglas

寄稿者

Arboleda-Flórez, Julio
Department of Psychiatry, Queen's University, c/o Hotel Dieu Hospital, 166 Brock St., Kingston, Ontario, Canada K7L 5G2

Augimeri, Leena K.
Earlscourt Child and Family Centre, 46 St. Clair Gardens Toronto, Ontario, Canada M6E 3V4

Belfrage, Henrik
Forensic Psychiatric Centre, Research Unit, Box 1223, 351 12 Växjö, Sweden

Borum, Randy
Department of Mental Health Law & Policy, Florida Mental Health Institute, University of South Florida, 13301 Bruce B. Downs Blvd., Tampa, Florida, USA 33612

Courbasson, Christine M. A.
Centre for Addiction and Mental Health, 33 Russell St., Toronto, Ontario, Canada M5S 2S1

Douglas, Kevin S.
Department of Mental Health Law & Policy, Florida Mental Health Institute, University of South Florida, 13301 Bruce B. Downs Blvd., Tampa, Florida, USA 33612

Eaves, Derek
Riverview Hospital, 500 Lougheed Highway, Port Coquitlam, British Columbia, Canada V3C 4J2

Hart, Stephen D.
Department of Psychology, Simon Fraser University, 8888 University Dr., Burnaby, British Columbia, Canada V5A 1S6

Fransson, Göran
Sundsvall Forensic Psychiatric Hospital, Box 880, S-851, 24 Sundsvall, Sweden

Halpin, Peter
The Peter Lougheed Centre, 3500-26th Ave. NE, Calgary, Alberta, Canada T1Y 6J4

Hodgins, Sheilagh
Department of Psychology, Université de Montréal, C.P. 6128 Succ. centre-ville, Montréal, Québec, Canada H3C 3J7

Korman, Lorne
Centre for Addiction and Mental Health, 33 Russell St., Toronto, Ontario, Canada M5S 2S1

Müller-Isberner, Rüdiger
Haina Forensic Psychiatric Hospital, Hohe Lohr Weg 10, D 35114 Haina, Germany

McMain, Shelley F.
Centre for Addiction and Mental Health, 33 Russell St., Toronto M5S 2S1

Ogloff, James R. P.
Department of Psychological Medicine, Monash University, Thomas Embling Hospital, Locked Bag 10, Fairfield, Victoria Australia 3078

Serin, Ralph
Research Branch, Correctional Service of Canada, 340 Laurier Ave. W, Ottawa, Ontario, Canada K1A 0P9

Skinner, Wayne
Concurrent Disorders Program, Centre for Addiction and Mental Health, 33 Russell St., Toronto, Ontario, Canada M5S 2S1

Swanson, Jeffrey
Department of Psychiatry & Behavioral Sciences, Duke University Medical Center, Box 3071, Durham, North Carolina, USA 27710

Swartz, Marvin
Department of Psychiatry & Behavioral Sciences, Duke University Medical Center, Box 3071, Durham, North Carolina, USA 27710

Webster, Christopher D.
Forensic Service, St. Joseph's Healthcare, 100 West 5th Street, Box 585, Hamilton, Ontario, Canada L8N 3K7

Wiseman, Sandy
557 Christie St., Toronto, Ontario, Canada M6G 3E4

序　文

　ただひとつの介入で潜在的な暴力を適切に管理できるとは思われない。介入に対しては複数の標的が存在するであろうし、それらは個人個人によって異なるであろう。効果的な介入であるには個人のリスク・ファクターのすべてあるいはそのほとんどを除去する必要があるというわけではない。これらの要因の存在もしくは影響が複合的に作用して暴力が発生する閾値（現時点では明らかに不確定であるが）以下にまで減らせれば十分であろう。これらの介入の標的となる暴力のリスクという変動しやすい特性を同定することは確かに必要であるが、暴力の防止を成功させるために、すべてを効果的に処理しなければならないわけではない。このことは、今日までほとんど希望がないと言われてきた領域だけに、少し楽観的過ぎるのではないかと思われるかもしれないが（Monahan et al., 2001；p.143）。

　暴力のリスク・アセスメントのためのツール（Webster, Douglas, Eaves, & Hart, 1997；Webster, Douglas, Eaves, & Wintrup, 1995）を発刊した後、我々はさらに次のステップが必要であると認識していた。すなわち、我々はすぐにアセスメント過程そのものから暴力を防止する課題に移る必要性に気づいたのである。リスク・アセスメントは、暴力のリスクを減じる介入の試みについても情報を与えるべきである（Monahanらの上記の引用が明らかにしているように）。このコンパニオン・ガイドの目的は明確であり、どのようにすれば最も攻撃性と暴力を減らすことができるかを検討することである。我々は、暴力のリスクの改善というよりも精神障害者や人格障害者の治療にかなり関わらなければならないことも認識している。我々はまた本書が治療の包括的ガイドもしくは治療のアウトカム・スタディの一般的な総説となることを意図しているのではないことも指摘しておきたい。このようなことから、読者は数多く存在する最近の優れた徹底した総説の方も参照して頂きたい（Ashford, Sales, & Reid, 2001；Heilbrun & Griffin, 1999；Hodgins, 2000；Hodgnis & Muller-Isberner, 2000；Hollin, 2001；Nathan & Gorman, 1998；Rice & Harris, 1997；Wettstein, 1998)。むしろ，本書では暴力の介入戦略を簡潔に記述しようと思う。セクション1では，5つの章でHCR-20を用いた暴力のリスク・アセスメントとマネージメントに関する一般的な問題について述べ，ある章ではヒストリカル・ファクターの役割について議論する。セクション2ではHCR-20のクリニカル（C）・ファクターから派生する介入とマネージメント戦略について述べ，セクション3ではリスク・マネージメント（R）・ファクターから派生する戦略について述べる。最後に，セクション4でHCR-20を用いてリスク・マネージメント活動を計画し，追跡することに関心のある方に実務上の補助となるような内容を記載した。

　我々は，このコンパニオン・ガイドが暴力のリスク・アセスメントを実施し，暴力のリスクを減ずるための介入や治療を実施している臨床家に役に立つことを願っている。しかし，リスクを減少させる戦略は臨床家，研究者，行政官が協力して初めて最も効果的になると思われる。彼らが発表された研究結果を活用するだけでなく，暴力のリスク・アセスメントと治療に関する重要な概念を理解することを目的とした計画に協力するということは期待されてしかるべきである。主な役割が研究にある者は，臨床家からの助言から利益を得る立場にあるが，一方で，臨床家は臨床業務を向上させるように設計された科学的な手法を通して，業務を計画したり，実施したりするのである。最後に，行政官は治療や介入が最大限に用いられるように治療体制やスタッフの力を構築する重要な役割を演ずることができる。

　コンパニオン・ガイドは実践的な日常の臨床業務を意図して作られているが，我々は行政官や研究者もそこから何かを得ることができると考えている。このことは暴力のリスク・アセスメント・ツールHCR-20 (Webster et al., 1997) やそれに関する相当な数の科学的論文（Douglas, 2001；Douglas & Webster, 1999；「HCR-20に関連した普及啓発」の章も参照）と一緒に用いられるときに特にそうである。治療とマネージメントに関する10の章

はほとんどが臨床サービスを直接提供している著者によって書かれている。章の幾つかは臨床研究者や精神保健施設の行政官が担当している。

このガイドはカナダ，米国，スウェーデン，ドイツの国際的な著者から寄稿してもらった。著者によって矯正施設，司法精神科医療施設，一般精神科施設，民間施設などの多様な臨床現場が選ばれている。最後に，専門領域も，精神医学，臨床心理学，ソーシャル・ワーク，看護，臨床犯罪学，疫学，法学と多岐にわたっている。

このガイドもオリジナルの「HCR-20 暴力のリスク・アセスメント」も標準的な臨床業務に取って代わるものではなく補足的なものとなることを意図して作られている。我々は既知の資産として現存する測定手法も創造的に活用することを推奨する。これらはしばしば本マニュアルやHCR-20において支持されている原則と組み合わされることがある。本書のような企画の価値としてはその内容だけにではなく，世界各国の臨床家，研究者，行政官同士の議論を刺激する原動力となることにもある。

我々は必要性が生じたときにHCR-20と，このコンパニオン・ガイドを改訂するつもりである。改訂は2つの書物を用いた科学的研究と臨床的経験から生じる新事実に基づいて行われるであろう。この野心に応えるためにも，我々は関心のある方々からの批判，コメント，メッセージを当然歓迎する。

最後に，我々はこのガイドに直接あるいは間接的に影響を与えてくれた多くの方々，あるいはオリジナルのHCR-20に関してさらに広く同じように支援し，協力して頂いている方々に感謝の念を表したい。

参考文献

Ashford, J. B., Sales, B. D., & Reid, W. H. (Eds.). (2001). *Treating adult and juvenile offenders with special needs*. Washington, DC: American Psychological Association.

Douglas, K. S. (2001). *HCR-20 violence risk assessment scheme:*

Overview and annotated bibliography [On-line]. Available: www.sfu.ca/psychology/groups/faculty/hart/violink.htm.

Douglas, K. S., & Webster, C. D. (1999). Predicting violence in mentally and personality disordered individuals. In R. Roesch, S. D. Hart, & J. R. P. Ogloff (Eds.), *Psychology and law: The state of the discipline* (pp. 175-239). New York: Plenum.

Heilbrun, K., & Griffin, P. (1999). Forensic treatment: A review of programs and research. In R. Roesch, S. D. Hart, & J. R. P. Ogloff (Eds.), *Psychology and law: The state of the discipline* (pp. 241-274). New York: Plenum.

Hodgins, S. (Ed.). (2000). *Violence among the mentally ill: Effective treatment and management strategies*. Dordrecht, The Netherlands: Kluwer.

Hodgins, S., & Müller-Isberner, R. (Eds.). (2000). *Violence, crime, and mentally disordered offenders: Concepts and methods for effective treatment and prevention*. Dordrecht, The Netherlands: Kluwer.

Hollin, C. R. (Ed.). (2001). *Handbook of offender assessment and treatment*. Chichester, UK: Wiley.

Monahan, J., Steadman, H. J., Silver, E., Appelbaum, P. S., Robbins, P. C., Mulvey, E. P., Roth, L. H., Grisso, T., & Banks, S. (2001). *Rethinking risk assessment: The MacArthur study of mental disorder and violence*. New York: Oxford University Press.

Nathan, P.E., & Gorman, J.M. (Eds.). (1998). *A guide to treatments that work*. New York: Oxford University Press.

Rice, M. E., & Harris, G. T. (1997). The treatment of mentally disordered offenders. *Psychology, Public Policy, and Law, 3*, 126-183.

*Webster, C. D., Douglas, K. S., Eaves, D., & Hart, S. D. (1997). *HCR-20: Assessing risk for violence* (version 2). Burnaby, British Columbia: Mental Health, Law, and Policy Institute, Simon Fraser University.

Webster, C. D., Eaves, D., Douglas, K. S., & Wintrup, A. (1995). *The HCR-20 scheme: The assessment of dangerousness and risk*. Burnaby, British Columbia: Simon Fraser University and British Columbia Forensic Psychiatric Services Commission.

Wettstein, R. M. (Ed.). (1998). *Treatment of offenders with mental disorders*. New York: Guilford.

---

*Christopher D. Webster ほか (吉川和男監訳): HCR-20 暴力のリスク・アセスメント 第2版. 星和書店, 東京, 2007.

セクション1
暴力のリスク・マネージメントにHCR-20を利用する際の一般的な問題

第1章

コンパニオン・ガイドの目的

Christopher D. Webster & Kevin S. Douglas

目的

　前回の出版で，我々は精神障害や人格障害の患者や受刑者のリスクを評価する手法を開発した。「HCR-20　暴力のリスク・アセスメント」と呼ばれる (Webster, Douglas, Eaves, & Hart, 1997；Webster, Douglas, Eaves, & Wintrup, 1995) 手法は，カナダ，スウェーデン，ドイツ，オランダ，フィンランド，オーストラリア，米国，英国において近年かなり研究の主題となっていた。

　HCR-20 を用いてなされるリスクの判断は信頼性と妥当性を有することが示され，このツールは一般精神科，矯正，司法精神科などの多様な施設において日常的に用いられている。しかし，今日では精神保健の専門家はリスクの除去とリスク・マネージメントという重要な仕事にエネルギーを集中することを緊急に要請されている。暴力のリスクを正確に評価することはもちろん不可欠であるが，このリスクを改善するような介入を行うことも同じくらい重要なことである。このため，我々は「HCR-20　リスク・アセスメント」のためのコンパニオン・ガイドをここに提供するのである。ここでは潜在的な暴力を減少させる現在の戦略を概観する。これは HCR-20 内の 10 の「動的」あるいは変動可能な変数によってなされる。一般的な考え方としては，確立した HCR-20 の枠組みを用いて，臨床家，研究者，行政官が，施設内で暴力が起きず，対象者を安全に地域社会に解放するのを支援することである。

背景

　1995年の初頭，我々は予備的な形態で，精神障害，人格障害を患っている者の潜在的な暴力を評価するためのガイドを出版した（Webster et al., 1995）。このツールは，すでに述べたように，HCR-20と呼ばれ，Hはヒストリカル，Cはクリニカル，Rはリスク・マネージメントを指している。これは10のH（過去，比較的静的）ファクター，5つのC（現在，動的）ファクター，5つのR（未来，動的かつ状況的）ファクターから構成される。個々の項目は「存在しない」（なし，もしくは，0），「おそらく存在する，もしくは，ある程度存在する」（おそらく，もしくは，1），確実に存在する（ある，もしくは，2）とコーディングされ，やり方はHareのサイコパシー・チェックリスト・改訂版（PCL-R；Hare, 1991）に倣っている。

　HCR-20は，次のように発展していった。(1)構造は，研究者，臨床家，行政官を含む著者によって完成され，(2)草稿は広範な専門家からのコンサルテーションを受けながら検討され，(3)最初の出版に続いて早い時期に，第2（現在の）版が，第1版の利用者からの批判的な意見を考慮して開発され（Webster et al., 1997），(4)このツールを研究と臨床のプロジェクトに組み入れたいと考えた専門家から支援を受け，(5)このツールから出された結果は定期的に要約されたということである。

　特定の母集団に対応して考案された他のリスク・アセスメント・ツールはHCR-20と同様なモデルに基づいている。配偶者暴行リスク・アセスメント・ガイド（Spousal Assault Risk Assessment guide, SARA；Kropp, Hart, Webster, & Eaves, 1994, 1995, 1999）は，男性が家庭内のパートナーに対して暴力的に行動するリスクを評価する20項目からなるツールである。性的暴力リスク20（Sexual Violence Risk-20, SVR-20；Boer, Hart, Kropp, & Webster, 1997）は，性犯罪が主な問題となるアセスメントを実施する臨床家を支援することを目的としている。少年の早期アセスメント・リスク・リスト（Early Assessment Risk List for Boys, EARL-20 B；Augimeri, Koegl, Webster, & Levene, 2001；Augimeri, Webster, Koegl, &

Levene, 1998) は 12 歳以下の少年の将来の暴力のリスクを評価するガイドである。もっとも印象的で，本当にありがたいことは，これらのツールが世界中のあらゆるところでリスク・アセスメントや予測研究で急速に広まったことである。

　HCR-20 の研究では一般的に，保険数理的方法で用いられたとき，その項目のスコアリングの信頼性は高く，暴力との関連性も示されるという主張が支持されている。この研究については様々なところで要約されている (Douglas, 2001 ; Douglas, Cox, & Webster, 1999 a)。一般的に，評定者間信頼度の係数は許容しうるもので HCR-20 を使用してもらう責任をもつ者としては励みとなるものであった。フル・スケールに対する係数は平均して.80＋の範囲にある (Belfrage, 1998 ; Cooke, Michie, & Ryan, 2001 ; Cote, 2001 ; Dernvik, 1998 ; Douglas, Klassen, Ross, Hart, & Webster, 1998 ; Douglas, Ogloff, Nicholls, & Grant, 1999 ; Douglas & Webster, 1999 b ; Hodgins et al., in press ; Kroner & Mills, 2001 ; MacEachern, 2001 ; Müller-Isberner & Jockel, 1997 ; Müller-Isberner, Sommer, Ozokyay, & Freese, 1999 ; Pham, Claix, & Remy, 2000 ; Ross, Hart, Webster, 1998 ; Strand & Belfrage, 2001 ; Strand, Belfrage, Fransson, & Levander, 1999)。これらの研究は様々な施設（例えば，一般精神科，矯正，司法精神科）と国々（カナダ，米国，スウェーデン，ドイツ）にまたがっている。

　妥当性に関しては，HCR-20 の評定は以下のような標本で暴力と相関していることが見出された。司法精神科 (Doulgas et al., 1998 ; Dernevik, Grann, & Johansson, 2001 ; Müller-Isberner et al., 1999 ; Nicholls, Vincent, Whittemore, & Ogloff, 1999 ; Scharin, 1999 ; Strand et al., 1999 ; Wintrup, 1996)，一般精神科 (Douglas et al., 1999 ; Ross et al., 1998)，矯正 (Belfrage, Fransson, & Strand, 2000 ; Cooke et al., 2001 ; Douglas & Webster, 1999 b ; Kroner & Mills, 2001 ; Pham et al., 2000)，矯正施設の犯罪者と司法精神科患者の混合した標本 (Grann, Belfrage, & Tengstrom, 2000)，若年犯罪者 (MacEachern, 2001)。多少の変動はあるが，効果量は

概ね中から大であった。

　信頼性の研究については，これらの妥当性に関する事実が多数の国々の様々な施設で観察されてきた。さらに，特定の施設や時期にもよるが，各スケールや項目が独立して暴力に関連することが示されてきた。ヒストリカル・スケールはその中でも最も支持されている。しかし，クリニカルとリスク・マネージメントの両スケールも独立した予測因子であることが分かってきており，時折，ヒストリカル・スケールを上回ることもある。このことは施設内の暴力で，かつ，標本がヒストリカル・スケールの項目について高度に均質な時に，最も顕著に観察されてきた。

　一般的に，HCR-20の評定によって，男性の暴力だけでなく女性の暴力も予測することが研究で分かってきた（Nicholls, Ogloff, & Douglas, 2001）。Strand and Belfrage（2001）は性差間でサブスケールもしくは総得点の差異がないことを報告したが，Nicholls et al.（2001）は女性の方が幾分得点が低いことを報告した。HCR-20はまた拘留期間の長さのような指標や釈放決定を予測することも分かってきている（Vincent, 1998；Whittemore, 1999）。

　HCR-20と関連するツールによって支持される一般的なアプローチの発展の次の明白なステップとしては，暴力のリスクを減ずるマネージメントや治療戦略を広めることである。HCR-20の項目は，暴力のリスク・マーカーとして文献上で支持されてきたものから選択された。HCR-20において定義されたように，それ以来，それぞれの項目は少なくとも暴力と何らかの統計学的関連があることが研究によって示されてきた。HCR-20の動的スケールを基礎とする態度や行動が治療によって変化するという事実も明らかにされつつある（本書のDouglas and Belfrageを参照）。もし，治療戦略がHCR-20の動的，もしくは変化可能な変数やスケールに焦点を当てるならば，暴力のリスクの改善は達成可能な目標となるであろう。その論理とは以下の通りである。HCR-20の動的項目やスケールが現実の暴力と関連がある。動的項目やスケールが変化の指標となりうる。それゆえ，これらの項目によって測定

表1.1　HCR-20　暴力のリスク・アセスメントの項目

ヒストリカル (過去)	クリニカル (現在)	リスク・マネージメント (未来)
H1. 過去の暴力	C1. 洞察の欠如	R1. 計画が実行可能性を欠く
H2. 最初に暴力を行った時の年齢が低い	C2. 否定的態度	R2. 不安定化要因への暴露
H3. 関係の不安定性	C3. 主要精神疾患の活発な症状	R3. 個人的支援の欠如
H4. 雇用問題	C4. 衝動性	R4. 治療的試みに対する遵守性の欠如
H5. 物質使用の問題	C5. 治療に反応しない	R5. ストレス
H6. 主要精神疾患		
H7. サイコパシー		
H8. 早期の不適応		
H9. 人格障害		
H10. 過去の監督の失敗		

されるような体系的変化が体系的な暴力のリスクの除去に関係することになる (Webster, Douglas, Belfrage, & Link, 2000)。

　コンパニオン・ガイドはHCR-20の動的項目とスケールから生じる治療とマネージメントの手法を利用する過程の出発点を示している。その目標は，オリジナルの「HCR-20　暴力のリスク・アセスメント」のマニュアルを使用することによってリスクを同定し，そこからリスクを除去する戦略を生み出すことを支援することにある。もちろん，我々はこの過程の中で，既存の治療やマネージメント手法を利用したり修正したりすることになると考えている。

　HCR-20は，一般精神科，司法精神科，矯正施設の母集団を想定して考案された。それゆえ，これを初期段階のアセスメント・ツールとして適用するのが一般的である。読者は10のヒストリカル・ファクターによって指標化

される態度や行動が時を経ても比較的ほとんど変化しないことに注意しなければならない（表1.1参照）。しかしながら，5つのクリニカル・ファクターによって測定される態度，行動，認知，感情は，計画された介入，あるいは，変化した環境の結果，変化することになり，このことは5つのリスク・マネージメント・ファクターについても同じである。現在，正式な研究からCとRのファクターの両者が暴力を予測する可能性を幾分有していることが分かっている。

　臨床家の中にはHCR-20のCとRのファクターを将来の暴力を予測する手段としてはあまり使用する傾向が少なく，治療の進展をモニターする方法として用いていることを非公式ながら耳にすることがある。すなわち，我々の同僚たちはその項目を入院治療の間や地域社会においてクライアントについて通常行われるコンサルテーションの過程の中で定期的に利用し，採点しているということである（Webster et al., 2000参照）。

　治療の進展を測定することは最も重要である。我々の考えを限定的に適用したくないというのであれば，目的を明らかにするために，カナダの「処分命令」を受けた母集団に少し目を転じてみることは有益である。処分命令を受けた患者は裁判所でカナダ刑法の下で精神障害のために刑事責任能力なしnot criminally responsible（NCR）もしくは訴訟能力なしunfit to stand trial（NFST）とされた者である。これらの患者は公衆に対して「著しい脅威」がないことが示されるまで無期限に拘留される。1992年以来，その刑法の精神障害の規定が改訂され，カナダではNCR/NFSTの母集団の数は倍増した（Schneider, 2000参照）。これらのほとんど，およそ85%の者の主診断名は統合失調症である。処分命令患者の監督の責任を受け持つ審査委員会は，臨床の専門家の支援を受けて，これらの患者（中には過去に一般の精神科患者であった者もいる）がどの程度実際に危険なのか（あるいはもっと正確には公衆の安全に対する「著しい脅威」となるのか）を確定する。現在のところ，審査委員会は少なくともある程度の予測能力を有することが知られている手段に頼らないで，著しい脅威の存在を通常判定しなければな

らない。この場合もそうであるが，治療の進展をモニターするツールを開発することが明らかに急務であり，いつ著しい脅威が消失し，安全に管理しうるのかを判定することが期待されている。もし，拘留を延長する根拠が暴力の著しい脅威であるならば，そのリスクを（HCR-20によって）測定し，許容可能な程度にまで確かに減じたことを報告することができれば有益であろう。

　要約すると，本ガイドはオリジナルのHCR-20プロジェクトの延長かつ拡大したものとみなすべきである。HCR-20は20の定義された要因を個人に対して適用している。これらの変数は，現場で活動している臨床家がリスク・アセスメントを実施する際に考慮することを求められる変数と思われる。HCR-20は，精神保健，司法精神，矯正の専門家の評価が十分に包括的で，信頼性があり，徹底しているかを確認する際に役立つようにデザインされている。しかし，我々は，実現可能な介入や効果のあるリハビリテーション事業を提案していくような場合に，リスク・アセスメントや保安の問題を強く強調し過ぎると，時折，革新的な試みを妨げてしまう可能性があることも承知している。ここ10年で「何が役に立っているか」を示した科学論文に大きな発展がみられている（Nathan & Gorman, 1998を参照）。章の末尾の参考文献がこの事実を証明している。

　コンパニオン・ガイドはこのような急成長する発見を，ひとつの形にまとめ，臨床家が深刻な精神疾患，人格障害，嗜癖の問題を有する人々を支援する際に役立つようにするひとつの試みである。上記したように，この編集されたガイドは科学論文の包括的総説を集めたものではない。本書は，治療とマネージメント戦略が「HCR-20　暴力のリスク・アセスメント」のCとRのファクターに描かれた潜在的に変化可能な暴力のリスクに関係していることを考える場合の刺激剤となるよう実務者向けに編集したのである。

参考文献

Augimeri, L. K., Koegl, C. J., Webster, C. D., & Levene, K. S. (2001). *Early assessment risk list for boys (EARL-20B): Version 2*. Toronto: Earlscourt Child & Family Centre.

Augimeri, L. K., Webster, C. D., Koegl, C. J., & Levene, K. S. (1998). *Early assessment risk list for boys (EARL-20B): Version 1 (consultation edition)*. Toronto: Earlscourt Child & Family Centre.

Belfrage, H. (1998). Implementing the HCR-20 scheme for risk assessment in a forensic psychiatric hospital: Integrating research and clinical practice. *Journal of Forensic Psychiatry, 9*, 328-338.

Belfrage, H., Fransson, G., & Strand, S. (2000). Prediction of violence using the HCR-20: A prospective study in two maximum-security correctional institutions. *Journal of Forensic Psychiatry, 11*, 167-175.

Boer, D. P., Hart, S. D., Kropp, S. D., & Webster, C. D. (1997). *Manual for the Sexual Violence Risk—20: Professional guidelines for assessing risk of sexual violence*. Vancouver: British Columbia Institute Against Family Violence.

Cooke, D. J., Michie, C., & Ryan, J. (2001). *Evaluating risk for violence: A preliminary study of the HCR-20, PCL-R and VRAG in a Scottish prison sample*. Report submitted to the Scottish Prison Service.

Côté, G. (2001, April). *Violent behaviour, PCL-R and HCR-20 among involuntary patients, forensic patients, and severely mentally disordered inmates*. Paper presented at the annual meeting of the International Association of Forensic Mental Health Services, Vancouver, Canada.

Criminal Code of Canada. R. S. C. 1985, c. C-47.

Dernevik, M. (1998). Preliminary findings on reliability and validity of the Historical-Clinical-Risk Assessment in a forensic psychiatric setting. *Psychology, Crime, and Law, 4*, 127-137.

Dernevik, M., Grann, M., & Johansson, S. (2001). Violent behaviour in forensic psychiatric patients: Risk assessment and different risk-management levels using the HCR-20. *Psychology, Crime & Law, 8*, 1-19.

Douglas, K. S. (2001). HCR-20 violence risk assessment scheme: Overview and annotated bibliography [On-line]. Available: http://www.sfu.ca/psychology/groups/faculty/hart/violink.htm.

Douglas, K. S., Cox, D. N., & Webster, C. D. (1999). Violence risk assessment: Science and practice. *Legal and Criminological Psychology, 4*, 149-184.

Douglas, K. S., Klassen, C., Ross, D., Hart, S. D., & Webster, C. D. (1998, August). *Psychometric properties of HCR-20 violence risk assessment scheme in insanity acquittees*. Poster presented at the annual meeting of the American Psychological Association, San Francisco, CA.

Douglas, K. S., Ogloff, J. R. P., Nicholls, T. L. & Grant, I. (1999). Assessing risk for violence among psychiatric patients: The HCR-20 violence risk assessment scheme and the Psychopathy Checklist: Screening Version. *Journal of Consulting and Clinical Psychology, 67*, 917-930.

Douglas, K. S., & Webster, C. D. (1999a). Predicting violence in mentally and personality disordered individuals. In R. Roesch, S. D. Hart, & J. R. P. Ogloff (Eds.), *Psychology and law: The state of the discipline* (pp. 175-239). New York: Plenum.

Douglas, K. S., & Webster, C. D. (1999b). The HCR-20 violence risk assessment scheme: Concurrent validity in a sample of incarcerated offenders. *Criminal Justice and Behavior, 26*, 3-19.

Grann, M., Belfrage, H., & Tengström, A. (2000). Actuarial assessment of risk for violence: Predictive validity of the VRAG and the historical part of the HCR-20. *Criminal Justice and Behavior, 27*, 97-114.

Hare, R. D. (1991). *Manual for the Hare Psychopathy Checklist — Revised*. Toronto: Multi-Health Systems, Inc.

Hodgins, S., Tengström, A., Östermann, R., Eaves, D., Hart, S. D., Kronstrand, R. Levander, S., Müller-Isberner, R., Tiihonen, J., Webster, C. D., Eronen, M., Freese, R., Jöckel, D., Kreuzer, A., Levin, A., Maas, S., Repo, E., Ross, D., Tuninger, E., Kotilainen, I., Väänänen, K., Vartianen, H., & Vokkolainen, A. (in press). An international comparison of community treatment programs for mentally ill persons. *Criminal Justice and Behavior*.

Kroner, D. G., & Mills, J. F. (2001). The accuracy of five risk appraisal instruments in predicting institutional misconduct and new convictions. *Criminal Justice and Behavior, 28*, 471-489.

Kropp, P. R., Hart, S. D., Webster, C. D., & Eaves, D. (1994). *Manual for the Spousal Assault Risk Assessment Guide*. Vancouver: British Columbia Institute on Family Violence.

Kropp, P. R., Hart, S. D., Webster, C. D., & Eaves, D. (1995). *Manual for the Spousal Assault Risk Assessment Guide* (2nd ed.). Vancouver: British Columbia Institute on Family Violence.

Kropp, P. R., Hart, S. D., Webster, C. D., & Eaves, D. (1999). *Spousal Assault Risk Assessment Guide (SARA): User's Manual.* Toronto: Multi-Health Systems.

MacEachern, A. (2001). *Violence risk assessment: Comparing the predictive validity of the HCR-20 and SAVRY in a population of adolescent offenders.* Unpublished master's thesis, Department of Psychology, Simon Fraser University, Burnaby, Canada.

Müller-Isberner, R., & Jöckel, D. (1997, September). *The implementation of the HCR-20 in a German hospital order institution.* Paper presented at the Seventh European Conference on Psychology and Law, Solna, Sweden.

Müller-Isberner, R., Sommer, J., Özokyay, K., & Freese, R. (1999, November). *Clinical use of the HCR-20 for predicting violence in a German forensic psychiatric hospital.* Paper presented at the International Conference on Risk Assessment and Management: Implications for Prevention of Violence, Vancouver, Canada.

Nathan, P.E., & Gorman, J.M. (Eds.) (1998). *A guide to treatments that work.* New York: Oxford University Press.

Nicholls, T. N., Ogloff, J. R. P., & Douglas, K. S. (2001). *Evaluating the role of gender on the HCR-20 violence risk assessment scheme and the Psychopathy Checklist: Screening Version.* Unpublished manuscript.

Nicholls, T. L., Vincent, G. M., Whittemore, K. E., & Ogloff, J. R. P. (1999, November). *Assessing risk of inpatient violence in a sample of forensic psychiatric patients: Comparing the PCL:SV, HCR-20, and VRAG.* Paper presented at the International Conference on Risk Assessment and Risk Management, Vancouver, Canada.

Pham, T. H., Claix, A., & Remy, S. (2000, June). *Assessment of the HCR-20 in a Belgian prison sample.* Paper presented at the 4th European Congress on Personality Disorder, Paris, France.

Ross, D. J., Hart, S. D., & Webster, C. D. (1998). *Aggression in psychiatric patients: Using the HCR-20 to assess risk for violence in hospital and in the community.* Burnaby, British Columbia: Mental Health, Law, and Policy Institute, Simon Fraser University.

Scharin, C. (1999). *Bedömning av återfallsrisk hos rättspsykiatriskt undersökta personer: En utvärdering av skattningsskalan HCR-20.* Unpublished manuscript.

Schneider, R.D. (2000). *Statistical survey of provincial and territorial review boards* (Part XX.1 of the *Criminal Code of Canada*). Report prepared for Federal Department of Justice, Canada.

Strand, S., & Belfrage, H. (2001). Comparison of HCR-20 scores in violent mentally disordered men and women: Gender differences and similarities. *Psychology, Crime and Law, 7,* 71-79.

Strand, S., Belfrage, H., Fransson, G., & Levander, S. (1999). Clinical and risk management factors in risk prediction of mentally disordered offenders: More important that actuarial data? *Legal and Criminological Psychology, 4,* 67-76.

Vincent, G. M. (1998). *Criminal responsibility after Bill C-30: Factors predicting acquittal and lengths of confinement in British Columbia.* Unpublished master's thesis, Simon Fraser University, Burnaby, Canada.

Webster, C. D., Douglas, K. S., Belfrage, H. & Link, B. G. (2000). Capturing change: An approach to managing violence and improving mental health. In S. Hodgins (Ed.), *Violence among the mentally ill: Effective treatment and management strategies* (pp. 119-144). Dordrecht, The Netherlands: Kluwer.

* Webster, C. D., Douglas, K. S., Eaves, D., & Hart, S. D. (1997). *HCR-20: Assessing risk for violence* (version 2). Burnaby, British Columbia: Mental Health, Law, and Policy Institute, Simon Fraser University.

Webster, C. D., Eaves, D., Douglas, K. S., & Wintrup, A. (1995). *The HCR-20 scheme: The assessment of dangerousness and risk.* Burnaby: Simon Fraser University and British Columbia Forensic Psychiatric Services Commission.

Whittemore, K. E. (1999). *Releasing the mentally disordered offender: Disposition decisions for individuals found unfit to stand trial and not criminally responsible.* Unpublished Ph.D. Dissertation, Simon Fraser University, Burnaby, Canada.

Wintrup, A. (1996). *Assessing risk of violence in mentally disordered offenders with the HCR-20.* Unpublished master's thesis, Simon Fraser University, Burnaby, Canada.

---

*Christopher D. Websterほか（吉川和男監訳）：HCR-20 暴力のリスク・アセスメント 第2版．星和書店，東京，2007．

第 2 章

暴力のリスク・アセスメントとマネージメント

Stephen D. Hart

　この章は暴力のリスク・アセスメントの性質と目標について議論することから始めたい。その後，リスク・アセスメントの異なった手法の総説に移り，構造化された専門家判断に焦点を当てたい。そして，暴力のリスク・アセスメント手法を実施・評価する基本原則を提示して終えることとする。ここに示した題材はいずれにせよ Christopher D. Webster, P. Randall Kropp, Drek Eaves, & Kevin S. Douglas をはじめとする Simon Fraser University に関係したグループの人々との協力を反映している。ここに示したほとんどは以前の論文（例えば，Hart, 1998, 2000）にも書かれているため，それらを既に承知している方は本章をざっと目を通されるか，完全に読み飛ばして頂ければと思う。

暴力のリスク・アセスメントの性質と目標

　性質：暴力は意図的で合意に基づいていない他人による身体的危害の既遂，未遂，あるいは脅迫であると定義される（例えば，Webster, Douglas, Eaves, & Hart, 1997 a,b）。その行為は被害者との面識，身体もしくは心理的危害の重症度，武器の使用，動機等の観点から分けると非常に多様である。その定義には，暗黙的な脅迫，すなわち，（合理的に）他人に身体的危害の恐怖を引き起こす陳述や行為も含まれることに留意すべきである。広範ではあるが，暴力の定義は，いかなる暴力も刑法犯罪と考えられる範囲においては法や政策と矛盾することはない。

　リスクは不完全にしか理解されていない不確かなもので，そのため，その発生は不確実にしか予測することができない（Bernstein, 1996；Boer,

Hart, Kropp, & Webster, 1997)。その概念は多面的で，不確実さの性質，すなわち，その不確実なことが起こる可能性，その不確実なことの頻度もしくは期間，その不確実なことの結果の深刻さ，その不確実なことが差し迫って起こること，に関係している。(Boer et al., 1997；Hart, 1998, 2000；Janus & Meehl, 1997)。また，リスクの概念は本来前後関係で決まるものである。例えば，患者によって生じる暴力のリスクは，彼らが住んでいる場所，彼らが受けている臨床サービスの種類，向社会的な適応を確立する動機付けや能力，嫌悪的な人生の出来事の体験などに依拠している。

　精神保健の専門領域においては，アセスメントは人々を評価する過程，すなわち，意思決定に用いるその人についての情報を集めることである。暴力のリスクに対するアセスメント過程には個人面接，心理学的検査，医学的検査，ケース記録の検討，側副情報提供者との接触などが含まれる (Webster et al., 1997 a,b)。暴力のリスクに関する決定には，行為能力の剥奪，釈放時期や条件，治療の選択，監督，観察戦略などがある (Heilbrum, 1997；Monahan, 1981/1995；Monahan & Steadman, 1994)。

　さらに，暴力のリスク・アセスメントは，(1) その個人が行う犯罪行為のリスクを特徴付け，(2) そのリスクを管理したり減少させたりする介入を発展させるために，個人を評価する過程であると定義することができる (Hart, 1998, 2000)。その焦点は実際の行為よりもむしろ暴力についての意思決定に当てるべきである。すなわち，その個人が何を成し遂げようとしていたのかであり，単に何が起きたのかではない。精神保健の専門家の仕事は，その個人が過去に暴力的に行為することを選んだ方法と理由を理解することであり，また，そのような決定に関与した要因（例えば，認知の歪み，反社会的態度，非合理的な信念，不安定な感情，対人関係のストレス）によってその個人が将来も同様な選択をすることになるのかどうかを理解することである。

　目標：暴力のリスク・アセスメントの最終的な目標は，暴力の防止である。すなわち，将来の暴力から発生する否定的な結果の可能性を最小限にす

ることである。しかし、暴力のリスク・アセスメントは公衆の安全の保護に加えて数多くの目標を達成しなければならない (Hart, 2000)。「良好な」リスク・アセスメント手法では一貫性のある追試可能な結果も生み出さなければならない。すなわち、精神保健の専門家はほぼ同じ時期に同じ患者を評価したときに同じような事実を見出さなければならない。一貫性あるいは信頼性のない決定が実務で有用なものになるとは到底思われない。さらに、良好なリスク・アセスメント手法は規範的でなければならず、それによって、患者の暴力のリスクを管理するのに用いられる精神保健、ソーシャル・サービス、刑事司法介入を同定し、評価し、優先順位を決定しなけなければならない。最終的に、良好なリスク・アセスメント手法はオープンで透明性が高くなければならない。言い換えれば、精神保健の専門家は自らが行う決定に対して説明責任を負っており、それゆえ、専門家の意見の根拠について可能な限り明白に説明することが重要である。透明性の高いリスク・アセスメント手法によって、患者や公衆が専門家の意見を吟味する機会が与えられる。透明性が高いということは、標準的あるいは適切な手法に従っていることが容易に示されるため、良好なリスク・アセスメントが実施されたにもかかわらず患者が暴力を行ったときには、精神保健の専門家が保護されるということを意味する。これとは反対に、透明性が高いということは、不適切なリスク・アセスメントが行われないように、患者や公衆を保護するという意味もある。

　単一のリスク・アセスメント手法で最も効率よくこれら全ての目標を達成することは不可能である。同様に、暴力のリスク・アセスメントに関心をもつ多様な団体（精神保健の専門家、病院管理者、患者、弁護士、裁判官、被害者など）は、様々な目的や文脈をもっているので、どの手法が「最良」であるかについて合意を得ることも不可能である (Hart, 2000)。そのかわり、精神保健の専門家は、その評価の心理学的文脈を明確に考慮した後で、特定の患者の特定のアセスメントのために、ある最良の手法、あるいは手法を組み合わせて選択すべきである。

暴力のリスク・アセスメントへのアプローチ

　精神保健の専門家は暴力のリスクに関する意見に到達する際に<u>専門家判断</u>と<u>保険数理的意思決定</u>という2つの基本的なアプローチを用いる（例えば，Menzies, Webster, & Hart, 1995；Monahan, 1981/1995）。これらの用語は，考慮される情報や収集方法によらず，最終決定に至るためにどのように情報が重み付けされ，組み合わされるかについて述べたものである（Meehl, 1954,/1996）。専門家判断の手法の特質は，評価者が意思決定過程においてある程度の自由裁量を行使することである。もっとも，一般的には，評価者はどのようにアセスメント情報を収集し，どの情報を考慮するかについては幅広い裁量権を有している。構造化されていない臨床判断が「非公式で，主観的で，単に印象だけのもの」（Grove & Meehl, 1996；p.293）と表現されたとしても不思議はない。これと対照的に，保険数理的アプローチの特質は，行き渡っている情報をもとに，評価者は決められた明確な規則に従って最終的な決定をする（Meehl, 1954/1996）。一般的に，保険数理的決定は特定のアセスメント・データに基づいており，そのデータは暴力と関連していることが実証されていることから選択されており，また，あらかじめ決まった手法でコーディングされている。保険数理的アプローチは「機械的」，「アルゴリズム的」と表現されることもある（Grove & Meehl, 1996；p.293）。

　専門家判断の手法：専門家判断アプローチには少なくとも3つの異なった手法がある。1つめは<u>構造化されていない専門家判断</u>である。これは構造が完全に欠如した意思決定であり，その過程は「直感的」，「経験的」であると特徴づけられる。歴史的に，このやり方は暴力のリスクを評価するのに最も一般的に用いられてきた手法であり，そのため精神保健の専門家だけでなく裁判所や審査委員会においても慣れ親しんだ方法である。これはかなり融通性があり効率的であることが利点であり，どんな状況においても直感を用いることは時間と他の資源の点で最小の費用で実施できる。これはまた非常に個別性が高く，話題になっているケースの独特な面に焦点を当て，暴力のリスクを管理するための介入を計画する際の大きな助けとなる。主な問題とし

ては，直感的な決定が専門家の間で一貫性があるかどうか，あるいは，それらが暴力の防止に役立っているのかどうかについてほとんど実証的な証拠がないことである。直感的な決定が申し分のないものであったとしても，それがどのように行われたのかを説明することはそれを行った人にとっても難しい。このことは，決定の信頼性が権威者のカリスマ性，すなわち，その決定をした人の信頼性にしばしば委ねられていることを意味している。最終的に，直感的な決定はその見通しが拡散し一般的なものになる傾向がある。このため，それらは，多様な釈放条件の前提となるような，将来の患者の動向について順を追って推論的に陳述するというよりは，その患者の性向的なものを陳述するにとどまるであろう（「患者Xは非常に危険な人である」）。

　専門家の判断の手法の2番目はしばしば<u>既往歴のリスク・アセスメント</u>（例えば，Melton, Petila, Poythress, & Slobogin, 1997；Otto, 2000）と呼ばれる。評価者は少なくとも過去に暴力に至った個人的要因及び状況的要因を同定しなければならないので，この手法はそのアセスメントに限定的な構造を課すことになる。ここでは，一連の出来事や環境，すなわちある種の行動上の連鎖が患者の暴力行為につながることを前提としている。そのため，専門家の仕事はその連鎖におけるつながりを理解し，その連鎖を断ち切るような方法を示すことにある（このようなやり方で，既往歴のアセスメントでは，暴力的な犯罪者を治療する際に再発防止あるいは危害の低減といったアプローチをとることが多い）。しかしながら，既往歴のリスク・アセスメントの一貫性あるいは有用性を支持する実証的な証拠はない。既往歴のリスク・アセスメントは，歴史は繰り返すということ，すなわち，暴力的な人は長期にわたってほとんど変化せず，彼らが将来においても危険であるとする唯一の根拠となるのは彼らが過去にしたことである，ということを前提としているように思われる。もちろん，そのことは確かに真実ではあるが，異なった暴力の「経路」は多数存在する。患者あるいは受刑者の中には時間とともに暴力の頻度あるいは深刻さがエスカレートする者もいれば，エスカレートせずに完全にやめてしまう者もいるはずである。

3番目の手法は，構造化された専門家判断である。HCR-20 はこの種のリスク・アセスメント手法の一例である。ここでは，意思決定は実証的な知識や専門家の実践という点において「秩序ある状態」を反映するように開発されたガイドラインによって補助される (Borum, 1996)。そのようなガイドライン，すなわち時折，臨床ガイドライン，コンセンサス・ガイドライン，あるいは標準的治療法ガイドラインと呼ばれるものは，医学においてはよく見られるが，精神医学や心理学のアセスメントにおいては滅多に用いられることがない (Kapp & Mossman, 1996)。ガイドラインは，考慮されるリスクを定義し，アセスメントを実施するための必要な資格について議論し，評価の要素としてどのような情報を考慮し，どのようにそれが収集されるべきかを推奨し，科学的な専門領域の文献に従って一連の核となるリスク・ファクターを同定する。しかし，それらは合理的な包括的アセスメントの一部として考慮されるにすぎない。構造化された専門家ガイドラインは決定の一貫性と有用性を改善するのに役立ち，確実に意思決定の透明性をも改善する。しかしながら，それらは開発し，実施するのにかなりの時間あるいは資源を要する。また，評価者の中には，それが直感的な意思決定という自由さを欠いていること，もしくは保険数理的手法という客観性を欠いているという理由で，このような「中道」ないし妥協策を嫌う者もいる。

　保険数理的手法：少なくとも2種類の保険数理的意思決定がある。その第1は心理テストの保険数理的使用である。古典的に，心理テストは個人の資質を測定するためにデザインされた行動の構造化されたサンプルであり，個人のある特徴の評価を定量化しようとする試みである。研究では，サイコパシー (Hart, 1998)，主要精神疾患 (Hodgins, 1992)，衝動性 (Barratt, 1994；Webster & Jackson, 1997) のようなある資質が大きく暴力のリスクに関連していることが示されている。研究結果を基にし，予測精度のある側面を最大にするテストのカットオフ・スコアを同定することができる。この手法はいくつかの長所があり，最も重要なものはその透明性の高さであり，実証データからはテストに基づいた決定の一貫性とその有用性が支持されて

いる。主な問題点として，心理テストにはかなりの思慮深さが要求されることである。精神保健の専門家は与えられたケースにどのテストが適切なのかを判断しなければならないし，テストの採点や解釈にも判断が求められる。もう1つの問題としては，単一のテストで信頼性があるからといって包括的な評価ができるわけではなく，介入戦略を発展させる際に用いる限られた情報を提供するに過ぎないということである。さらに一般的に，心理テストを保険数理的に用いるということは，専門家が積極的に暴力を防止するというよりは受け身的な暴力の予測に焦点を当てている。

　2つめの手法の種類は，<u>保険数理的リスク・アセスメント・ツール</u>を用いることである。心理テストとは対照的に，保険数理的ツールは単に将来を予測するだけの手段としてデザインされているのではない。典型的には，それらの忠実度は高く，特定の期間にわたって特定の母集団における特定の結果を予測するよう最適化されている。そのスケールの項目は合理的に（理論もしくは経験に基づいて）もしくは実証的に（テスト構成研究における結果との関連に基づいて）選択されている。項目は重み付けがなされ，決定を生み出すアルゴリズムに従って組み合わされる。暴力のリスク・アセスメントにおいて，「決定すること」は一般的に一定期間の将来の暴力の推定尤度（例えば，人に対する犯罪の再逮捕）についてである。心理テストのように保険数理的ツールは透明性の高さと直接実証的な支持を得られるという利点がある。一方，テストを選択したり，結果を解釈したりする際に思慮を要するということ，介入を計画する際にテスト結果を用いるには限界があるという同じような多くの短所もある。保険数理のツールで再犯の絶対尤度や確率を評価する際に別の問題がある。それは構築し正当性を立証するまでに長い時間と多大な努力を要することである。予測の時間枠が長いケースでは，正確なクロス確認には数十年を要する。また，保険数理的テストを構築する場合，見積もられた再犯率の正確さを般化する際に，古典的な帯域・忠実度のトレードオフが存在することである。すなわち，ある場所で予測の正確さを最大にする統計的手法を他の場所で用いると，それがたとえ同じものであっても

テストの正確さが減少してしまうということである。最後に，保険数理的テストによって与えられた再犯の推定尤度に関する情報に過度の重み付けをすることは難しくない。暴力のリスクに関する保険数理的テストのほとんどは，小数点以下2桁ないし3桁の非常に正確な尤度推定値を生み出すが，推定値の中に内在するエラーを理解するための情報は提供してくれない。これらの推定値の多くが比較的小さな構成標本から導かれており，独立標本で妥当性を検証されていないという事実を考慮する場合，保険数理的テストの結果は見せかけ上正確なだけである。保険数理的テストを用いる専門家は再犯の絶対尤度の推定値の限界について理解し，第三者に説明することは重要である。

専門家判断と保険数理的手法に共通した限界

　リスク・アセスメントの全ての形態はある問題ないし欠点を共有しているように思われる。そのひとつはそれらが個人の長所，資源，保護的「緩衝」要因よりもリスクを増加させる要因という否定的な特性あるいは特徴に焦点を当てていることである。しかし，介入戦略を発展させるための補助としてデザインされた包括的リスク・アセスメントは肯定的な特徴も考慮に入れなければならない。第2の問題は現存するリスク・アセスメント手法は体系的あるいは規範的な方法で介入戦略の発展と結びつけられていないことである（これはこのコンパニオン・ガイドが作成された主な理由である）。

　リスク・アセスメントがいったん完了すると，リスク・マネージメントについての決定が構造化されていない専門家判断を用いてなされなければならない。第3の問題は質の確保についてである。リスク・アセスメントの手法を発展させる基礎研究は重要であるが，いかなる手法も同じ現場で同様に機能するということを前提にすることはあまりにも単純である。評価研究ではリスク・アセスメント手法の実施をモニターし，それらが十分に機能しているかどうか，その使用を改善するには何をなすべきかを判断することが求められている。

結論：リスク・アセスメント手法を選択し評価する

　もし，全てのリスク・アセスメント手法がある方法で不完全であるならば，その際には精神保健の専門家はどの手法を用いるべきであろうか。単一の手法に頼っていて弁明できるであろうか。あるいは何らかの組み合わせもしくは一連の手法に頼るのがよいであろうか。これらの質問に単純な答えを提供することはできない。というのもそれらは大部分が非科学的意見によって決まったり，法域によって異なる法律や社会政策，専門家倫理の問題によって決まったりしているからである。以下に，精神保健の専門家がどの手法を選ぶのかを判断する際に役に立つと思われる一連の質問を記載した(Boer et al., 1997；Hart, 2000, 2001 からまとめた)。

1. その手法が個人の機能の複数の領域に関する情報を収集しているか。手法は，暴力犯罪者が不均質の集団であり，暴力そのものが複雑な複数の局面を有する現象であるという事実を反映すべきである。
2. その手法は情報を収集するのに複数の手法を用いているか。情報を収集するそれぞれの方法（面接，質問紙，病歴のレビュー）には短所があり，特定の方法を過度に信頼すると不完全で体系的にバイアスのかかった評価となる。
3. その手法は複数のソースから情報を収集しているか。通常，人は自らが行った暴力を矮小化したり否認したりするため，特定の情報源を過度に信頼してしまうと不完全で体系的にバイアスのかかった評価となる。
4. その手法は静的および動的リスク・ファクターの両者に関する情報を収集しているか。静的な（安定し，歴史的である）リスク・ファクターは，一般的に，将来の暴力の予測に関して最も強い実証的な支持があるが，動的要因もまた重要であり，特にリスクにおける短期的な変動や合理的な介入プログラムを発展させる際の短期的な変動を評価する際に重要であるという証拠が得られてきている。
5. その手法は使用者が収集された情報の正確さを明確に評価するようにし

ているか。暴力のリスク・アセスメントはしばしば司法の意思決定のために実施されることもあるため、その手法は評価者に多様なソースをもつその情報に信頼性があるかどうかを判断させ、相反する情報を調整し、その情報が妥当な判断をするのに十分包括的であるかどうかを決定させるようなものでなくてはならない。

6. その手法は長期にわたるリスクの変化を再評価できるようにしているか。リスク・ファクターの状態は、静的なものであれ動的なものであれ、時間とともに変動する。地域社会で生活する人々にとって、このような変動はかなり急速に発生するため、暴力のリスクは定期的あるいはケースの状態に重要な変化が現れたときにはいつでも再評価されるべきである。

7. その手法は包括的か。手法は全ての重要なリスク・ファクターを考慮すべきであり、同様に、ケースに特異的なリスク・ファクターや保護的要因も考慮すべきである。

8. その手法は意思決定者に受け入れられるか。有用性に配慮し、その手法がその結果を使用しなければならない人々にとって理解できるものでなければならない。

9. 精神保健の専門家は一貫性のある方法でその手法を使用するためのトレーニングを受けることができるか。トレーニング・プログラムを実施することは時間と費用の面で実行可能性のあるものでなければならない。

10. その手法は患者のケアに関する決定を補助するか。もし、暴力の防止がリスク・アセスメントの主な目標であるならば、その手法あるいはバッテリーは静的な予測をするだけであってはならない。

第2章 暴力のリスク・アセスメントとマネージメント　25

参考文献

Barratt, E. S. (1994). Impulsiveness and aggression. In J. Monahan & H. J. Steadman (Eds.), *Violence and mental disorder: Developments in risk assessment* (pp. 61-79). Chicago: University of Chicago press.

Bernstein, P. L. (1996). *Against the gods: The remarkable story of risk.* New York: Wiley.

Boer, D. P., Hart, S. D., Kropp, P. R., & Webster, C. D. (1997). *Manual for the Sexual Violence Risk — 20: Professional guidelines for assessing risk of sexual violence.* Vancouver, British Columbia: British Columbia Institute Against Family Violence and Mental Health, Law, & Policy Institute, Simon Fraser University.

Borum, R. (1996). Improving the clinical practice of violence risk assessment: Technology, guidelines, and training. *American Psychologist, 51,* 945-956.

Grove, W. M., & Meehl, P. E. (1996). Comparative efficiency of informal (subjective, impressionistic) and formal (mechanical, algorithmic) prediction procedures: The clinical-statistical controversy. *Psychology, Public Policy, and Law, 2,* 293-323.

Hart, S. D. (1998). The role of psychopathy in assessing risk for violence: Conceptual and methodological issues. *Legal and Criminological Psychology, 3,* 123-140.

Hart, S. D. (2000). Riskbedömning inom rättspsykiatrin — konceptuella och professionella aspekter [Violence risk assessment in forensic mental health: Conceptual and professional issues]. In *Riskbedömning vid rättspsykiatrisk undersökning — riktlinjer och reflexioner,* RMV-rapport 2000:1 (pp. 25-35). Stockholm: Rättsmedicinalverket.

Hart, S. D. (2001). Forensic issues. In J. Livesley (Ed.), *The handbook of personality disorders* (pp. 555-569). New York: Guildford.

Heilbrun, K. (1997). Prediction versus management models relevant to risk assessment: The importance of legal decision-making context. *Law and Human Behavior, 21,* 347-359.

Hodgins, S. (1992). Mental disorder, intellectual deficiency, and crime. *Archives of General Psychiatry, 49,* 476-483.

Janus, E. S., & Meehl, P. E. (1997). Assessing the legal standard for the prediction of dangerousness in sex offender commitment proceedings. *Psychology, Public Policy, and Law, 3,* 33-64.

Kapp, M. B., & Mossman, D. (1996). Measuring decisional competency: Cautions on the construction of a "capacimeter." *Psychology, Public Policy, and Law, 2,* 73-95.

Meehl, P. E. (1996). *Clinical versus statistical prediction: A theoretical analysis and a review of the literature.* Northvale, NJ: Jason Aronson. (Original work published in 1954.)

Melton, G. B., Petrila, J., Poythress, N. G., & Slobogin, C. (1997). *Psychological evaluations for the courts: A handbook for mental health professionals and lawyers,* 2nd ed. New York: Guilford.

Menzies, R., Webster, C. D., & Hart, S. D. (1995). Observations on the rise of risk in psychology and law. In *Proceedings of the Fifth Symposium on Violence and Aggression* (pp. 91-107). Saskatoon, SK: University Extension Press, University of Saskatchewan.

Monahan, J. (1995). *The clinical prediction of violent behavior.* Northvale, NJ: Jason Aronson. (Original work published in 1981.)

Monahan, J., & Steadman, H. (Eds.). (1994), *Violence and mental disorder: Developments in risk assessment.* Chicago: University of Chicago Press.

Otto, R. K. (2000). Assessing and managing violence risk in outpatients. *Journal of Clinical Psychology, 56,* 1239-1262.

*Webster, C. D., Douglas, K. S., Eaves, D., & Hart, S. D. (1997a). *HCR-20: Assessing risk for violence,* version 2. Burnaby, British Columbia: Mental Health, Law, & Policy Institute, Simon Fraser University.

Webster, C. D., Douglas, K. S., Eaves, D., & Hart, S. D. (1997b). Assessing risk of violence to others. In C. D. Webster & M. A. Jackson (Eds.), *Impulsivity: Theory, assessment, and treatment* (pp. 251-277). New York: Guilford.

Webster, C. D., & Jackson, M. A. (Eds.) (1997). *Impulsivity: Theory, assessment, and treatment.* New York: Guilford.

---

*Christopher D. Webster ほか（吉川和男監訳）：HCR-20 暴力のリスク・アセスメント 第2版．星和書店，東京，2007．

第3章

HCR-20 を用いたリスク・マネージメント：
ヒストリカル・ファクターに焦点を当てた概観

Stephen D. Hart, Christopher D. Webster, & Kevin S. Douglas

　ここ10年以上もの間の暴力のリスク・アセスメントにおける重要な発展にもかかわらず，相対的に，暴力のリスク・マネージメントの過程についてはほとんど注意が払われてこなかった。我々の見解では，このことは不幸なことであり，リスク・アセスメントの目的はリスク・マネージメントの活動を導くことによって暴力を防止することであると考えている（本書のHart, 2001を参照）。しかしながら，論評者の中には，リスク・アセスメントとリスク・マネージメントは別個のものであり，区別すべき過程であると強く主張する者もいる（例えば，Heilbrum, 1997；Monahan et al., 2001）。後者の見解に従うと，リスク・アセスメントは静的なリスク・マーカー（将来の暴力と相関するが，時間が経ってもほとんど変化せず，あったとしても緩やかである）に主に焦点を当てるべきあり，これに対し，リスク・マネージメントは動的なリスク・ファクター（将来の暴力の原因となるが，時間とともに変化し，特に介入に反応を示す）に焦点を当てるべきであるとされる。我々は動的要因がリスク・マネージメントにおいて特別な役割を演じることについては同意するが（本書がほとんど全てその主題に充てられていることからも明らかである），ヒストリカル・ファクターはそれでもなお重要であり，分別のあるリスク・マネージメント・プランを立てる際に考慮すべきであると考えている。

　本章では，暴力のリスク・アセスメントの構造化された専門ガイドラインであるHCR-20（Webster, Douglas, Eaves, & Hart, 1997；Webster, Douglas, Eaves, & Wintrup, 1995）についてまず記述する。HCR-20について既

に熟知している読者はこのセクションを飛ばし，2番目のセクションに進んで頂ければと思う。ここでは，暴力のリスク・マネージメントの一般的な概念モデルを提示する。最後のセクションでリスク・マネージメントについて意思決定する際のHCR-20のヒストリカル項目の役割について論じる。

HCR-20

　HCR-20は精神障害（精神病，人格障害，物質使用障害）を有する人々の施設内・地域社会内の暴力のリスクを評価する構造化された専門ガイドラインである。初版は1995年に発行され（Webster et al., 1995），改訂版は1997年に発行された（Webster et al., 1997）。

　HCR-20は，科学的見解，専門家の意見，法学的見解を踏まえて開発された。科学的文献を検討した結果，実証的に支持された（ほとんどは静的）リスク・ファクターが同定された。専門家による文献を検討した結果からは，他の要因（ほとんどが動的）が加えられ，それは重要であると思われたが実証的な調査においては強く明確な支持は得られなかった。法学的問題を検討した結果，それを残しておくことが差別的であり，おそらく司法の意思決定においてそのようなリスク・アセスメントは容認されないのではないかと考えられるいくつかの要因が除外された（ほとんどが人口統計学的）。

　最も基本的なレベルでは，HCR-20は評価者に関連の科学的論文や専門家による論文のサマリーを提供することによってリスク・アセスメントの補助となるようにデザインされた参考書であるとも言える。それは暴力のリスクについての情報を収集し，要約し，記述し，意見を交換し合うことを推奨している。HCR-20に従って，あらゆる包括的な暴力のリスク・アセスメントでは20の基本的なリスク・ファクターを考慮し，3つの一時的な領域に分類される。ヒストリカル領域には10のリスク・ファクターが含まれ，それは静的あるいは安定した性質をもっており，その人の心理社会的適応や暴力の既往が反映される。クリニカル領域には，5つのリスク・ファクターが含まれ，その人の現在あるいは最近の機能を観察した結果が反映される。リス

ク・マネージメント領域には5つのリスク・ファクターが含まれ，その人の施設や地域社会での適応についての計画の妥当性に関する評価者の意見が反映される。それぞれの領域の個々のリスク・ファクターは表1.1（第1章）に示されている。

評価者は標準的な20のリスク・ファクターの有無を判断し，それから，関連する他のケース独自の要因の有無を判断する。最後に，そのケースに存在するリスク・ファクターに基づいた適切なリスク・マネージメント（モニタリング，治療，監督）戦略を考慮した後に，評価者はこれらの戦略を実行するのに必要とされる労力や資源がどれくらいであるかの判断を要約する。

臨床場面では，評価者がマニュアルで推奨された手続きに従っている場合に限り，彼らがHCR-20を使用していると言うことができる。研究場面では，HCR-20をリスク・ファクターの有無を数値でコーディングし，それらを合計して得点を出すことによって，保険数理的手段として利用することが可能である。このようにして，「HCR-20を用いて行った専門家判断」（マニュアルが臨床業務で用いられる場合）あるいは「HCR-20の得点」（それが研究において保険数理的に用いられる場合）の信頼性，妥当性，有用性を評価する研究を実施することが可能である。マニュアルにもあるように臨床場面でHCR-20を保険数理的に使用することは推奨されないことをあらためて喚起しておく。

リスク・マネージメントの概念的モデル

リスク・マネージメント・プランを発展させていくことは困難な仕事である。最良の場合でも，機関やクリニックで働く様々な専門家の個々のスキルのレベルは多様であり，彼らがそれをよく周知し，協力し合うことが必要である。包括的・統合的な多職種によるリスク・マネージメント・プランを発展し，実施するには指導指針や手続きのマニュアルの補助があって初めて，最もうまく成し遂げられる（Kropp, Hart, Lyon, & Lepard, 印刷中）。どのようにリスク・マネージメント・プランを発展させるかにかかわらず，それ

には典型的には4つの基本的な活動が含まれる。すなわち，モニタリング，治療，監督，被害者のセーフティ・プランである（Kropp et al., 印刷中）。

モニタリング：モニタリング，あるいはアセスメントの反復は，常に良好なリスク・マネージメントの要素である。モニタリングの目的は長期にわたってリスクの変化を評価することであり，その結果，リスク・マネージメント戦略も適切に修正することができる。モニタリングのサービスは精神保健，社会福祉，法執行機関，矯正，民間の保安の専門家など多様な範囲にまたがって提供されるものと思われる。監督と異なりモニタリングではコントロールあるいは自由の制限というよりは観察に焦点を当てており，それゆえ，侵入は最小限である。

モニタリング戦略にはクライアントだけではなく，潜在的な被害者や他の関係者（例えば，セラピスト，矯正施設の職員，家族，同僚）と直接顔を合わせたり，電話で話したりするなどの接触が含まれる。適切な場合には，現地訪問（例えば，自宅あるいは職場），電子的監視，ポリグラフを用いた面接，薬物テスト（尿，血液，毛髪分析），手紙や電話の精査（通話記録，ファックス記録，Eメールなど）も含まれる。クライアントが医療や社会福祉の専門家と頻繁に接触することはモニタリングとしては理想的な形であり，治療者との約束を反故にすることは危険信号であり，クライアントの治療の遵守性と監督が悪化していることを示している。

モニタリングを計画する場合には，必要な接触の方法と頻度を特定しておくべきである（例えば，毎週訪問して顔を合わせる，毎日電話で話す，月に一度アセスメントをする）。また，その人の暴力のリスクが切迫しているとか，エスカレートしているということを警告するような「引き金」あるいは「赤信号」となるものを特定すべきである。

治療：治療には（リ）ハビリテーション・サービスの提供も含まれる。治療の目的はその人の心理社会的適応において欠けているものを改善することである。治療サービスは典型的には入院施設，外来クリニック，機関などで働く医療や社会福祉の専門家によって提供される。多くのケースで，治療は

強制的なものであり，精神保健法下で入院治療や外来治療を民事的に受けているか，矯正施設や司法精神科施設で治療を受けているか，保釈，保護観察，仮釈放の条件として治療に参加することを命じられているか，就労補助プログラムの一環としてアセスメントや治療に参加するよう要請されているかである (Kropp et al., 印刷中)。

　重要な形態の治療としては，その個人の過去の暴力の原因に関係する精神障害に向けられているものがある。精神障害に対する様々な治療が暴力を減じるという直接的な証拠はまだないが，それらが有益な影響を与えるということはあり得ることであり，おそらくその通りであろう。治療には個別心理療法，集団心理療法が含まれる。例えば，暴力に対する態度を変容させるようにデザインされた心理教育プログラム，対人関係やアンガー・マネージメントや職業スキルを改善するようにデザインされたトレーニング・プログラム，抗精神病薬や気分安定薬のような薬物療法，物質依存プログラムなどである。

　もうひとつの重要な形態の治療としては，身体疾患，対人関係の葛藤，失業，法的問題などの人生の中で生じる急激なストレスを取り除くことが挙げられる。人生のストレスは精神障害の引き金となったり，それを悪化させたりする。しかし，他の場合では精神的に健康な人においてでさえ，一過性の精神病理学的症状は起こりうるものである。心理学的ストレスを減少させる最も効果的な方法はストレス要因（すなわち，ストレスの多い環境や出来事）を除去することである。このため，紛争解決の仕組みを構築することが有益である。これには危機管理サービスへの紹介や法律相談が含まれる。さらに，包括的アセスメントにより双方の当事者に有用であることが示された場合には，その個人に対して，調停，仲裁，話し合いに参加することを勧告することも有益である。

　監督：監督には個人の権利や自由の制限が含まれる。監督の目的はその人がこれ以上暴力に関わるのを難しくすることである。監督サービスは典型的には法執行機関，矯正施設や地域社会で活動する弁護士や保安職員によって

提供される。

　監督の極端な形態は行為能力の剥奪である。すなわち，矯正施設や医療施設へ個人を強制的に収監することである。行為能力の剥奪は明らかにその個人が潜在的な被害者に接触することを防止する効果的な手段である。しかし，それは完全に効果的であるというわけではない。その個人が施設から脱走したり，失踪したり，収監されている間にスタッフや他の人に対して暴力をふるったりすることもある。行為能力の剥奪には他の欠点もある。それは高価なこと，治療サービスへのアクセスのしやすさを制限すること，反社会的な仲間との接触が増え無力感やフラストレーションが生じることで反社会的な態度が増長されることである。

　地域社会における監督は収監よりももっと一般的である。典型的には，その個人の活動，移動，関係，コミュニケーションを制限して地域社会で生活させることである。活動の制限には職業あるいは教育プログラムへの参加を要請したり，アルコールや薬物の使用をしないことなどがある。移動の制限には自宅軟禁，旅行の禁止，「立ち入り禁止」命令（例えば，特定の地理上の区域を訪問させない命令），特定の付添人とのみの移動などが挙げられる。関係の制限には，反社会的行動を促す特定の人々や集団や過去の犯罪被害者と交流を持ったり，話を交わさないようにしたりする命令が含まれる。

　一般的に，監督はその個人のリスクの強さに応じて実施されるべきである。これによって，個人の市民権を保護し，監督サービスを提供する人々の負担を軽減するのに役立つ。

　被害者のセーフティ・プラン：被害者のセーフティ・プランには被害者の動的および静的安全資源を改善することが含まれる。その過程はしばしば「標的の硬化」と呼ばれる。その目的は，モニタリング，治療，監督などの全ての努力を尽くしたにもかかわらず，もし暴力が再び発生した場合，被害者に対する心理的・身体的健康に対する悪影響が確実に最小となるようにすることである。被害者のセーフティ・プランのサービスは，社会福祉，人的資源，法執行機関，民間の保安の専門家などの広範な領域から提供される。こ

れらのサービスは，その個人が施設あるいは地域社会にいるかどうかにかかわらず提供される。被害者のセーフティ・プランは「標的が決まっている暴力」に巻き込まれた状況で最も問題となる。その場合，将来の暴力の被害者が特定されているからである。

　動的安全は，社会環境の機能の1つである。それは素早く対応して状況を変えることができる人々，すなわち，被害者と他の人によって提供される。そのような人たちが効果的に対応できるかどうかは，まさに，彼らが被害者にもたらされるリスクに関して正確かつ完全な情報をどれだけもっているかにかかっている。このことは，被害者との良好な協力関係が被害者のセーフティ・プランに不可欠なものであることを意味している。被害者の自覚と警戒を高めるためのカウンセリングは有用である。被害者が自身を守る能力を弱めるような適応やコーピング・スキルの欠如を扱うようにデザインされた治療（例えば，不安や抑うつを緩和するサイコセラピー）が施されることもある。電話の呼び出し，手紙の扱い方のプロトコル，護身術教室などのような自己防衛のためのトレーニングも考慮すべきである。最後に，その個人に関する情報（最近の写真も含む），被害者に起きるリスク，もし，その個人が被害者に接触しようとした場合に取るべきステップについては，被害者に身近な人や被害者の安全に責任を持つ人に対して提供されるべきである。このような情報を法執行機関や民間の保安の専門家に提供し，これによって適切な安全計画を作成することができる。

　静的安全は，物理的環境の機能の1つである。それは被害者が自身の環境をモニターし，個人が暴力を引き起こすのを妨げるようにする能力を改善することで効果が得られる。リスク・マネージメント・プランは，被害者が居住し，働き，移動する場所で，静的安全を改善することができるかどうかを考慮すべきである。視界は照明を加えたり，庭や景観を変えたり，ビデオカメラを設置したりすることで改善することができる。接触はドアの鍵や安全を確認する場所を加えたり，改善したりすることで制限することができる。警報装置を設置することも可能であり，被害者はパーソナル・アラームも携

帯できる。いくつかのケースでは，特定の場所で被害者の安全を確実にすることが不可能となり，その場合，ケース・マネージメント・チームは被害者の住居や職場を変更するなどの極端な手段を推奨することもある。

リスク・マネージメントにおけるヒストリカル・ファクターの役割

　HCR-20におけるヒストリカル・ファクターは3つのグループに分けることができる。最初は過去の出来事や事態を反映するもので，明白あるいは直接的な形では将来の暴力に関係していないものから構成され，H1，H2，H8，H10の項目が含まれる。これらの要因は原因とは考えられない。すなわち，これらの要因がどんな予測値を持っているのかは，これらが他の，原因となるリスク・ファクターの存在とどれだけ関係しているかという事実によるからである。この要因を最も正確に表現するとすれば「リスク・マーカー」(Kraemer et al., 1997)ということになる。これは理論的には全て静的もしくは固定した性質をもっているが，全く完全にそうであるとは言えず，以下に示すように，時間とともに変化することもある。例えば，何者かが深刻な暴力行為を行ったり，あるいは監督の失敗をしたりすると，H1，H2あるいはH10の項目は変化しうるのである。

　第2のグループは，その人の心理社会的適応の質を反映する要因から構成され，H3，H4，H5，H6，H7，H9の項目が含まれる。これら全ての要因はマーカーとして振る舞うことができ，他のリスク・ファクターの存在を反映しているが，これらは原因となる要因としても振る舞うことが可能であり，それは明白に直接的に将来の暴力の原因となる。これらは理論的には変動するが，HCR-20においてはマニュアルの定義したやり方に従って，ヒストリカル・ファクターに入れている。つまり，これらは，ある特定の適応の場面において深刻な問題が生涯にわたって存在するという事実に基づいてコーディングされている。

　出来事に焦点を当てた要因：過去の出来事や事態に焦点を当てる要因を主として用いることはリスクの包括的・長期的アセスメントをすることにあ

る。平均的に，与えられたケースにヒストリカル・リスク・ファクターが多く存在すればするほど，暴力の再犯の尤度は高くなる。この原理はほとんどの保険数理的リスク・アセスメント・ツールの基礎となっている（我々は，判断の際に単純な線型モデルに頼ることには注意が必要であると考えている。このことについては，「HCR-20 暴力のリスク・アセスメント 第2版」のp.19からp.21の議論を参照）。ある重要な要因，特にH1とH2を考慮することによっても再犯の可能性の高い暴力の性質や深刻さを判断することができる。すなわち，この原則は既往歴によるリスク・アセスメントの基礎となっている（暴力の経歴は静的ではないので，我々は個人の再犯の可能性の高い暴力は過去の暴力を正確に映し出しているという単純な前提を行うことに注意が必要であることを再度喚起したい）。将来の暴力の尤度あるいは深刻さが高い場合，その個人はより集中的なサービスを受けるべきであるし，このようなサービスを優先して受ける度合いも高いとみなすべきであると我々は考える（Monahan et al., 2001；Webster et al., 1997）。もし，臨床家が資源の深刻な限界に直面した場合，サービスはリスクの低いケースに<u>ではなく</u>リスクの高いケースに提供されるべきである。あるいは，リスクの高いケースは，リスクの低いケース<u>よりも先に</u>サービスを受けるべきである。

　適応に焦点を当てた要因：適応を考慮した要因を主に用いるのは，サービスの強さよりもどのような種類のサービスが提供されるかを判断する場合である。このような要因が存在する場合には，どのようなサービスの提供を目的とするのかを考慮しなければならない。すなわち，それらは患者の予測可能な，あるいは予見可能な問題を表している。例えば，過去に雇用の問題を経験した人々は将来においても再びそのような問題を抱える可能性があると結論するのは合理的である。もし，彼らの暴力のリスクが彼らの雇用問題の履歴に関係しているように思われるのであれば，リスク・マネージメント計画を構築する際には雇用に焦点を当てることを考慮するのは意義があるであろう。モニタリング計画には職場に関連した問題について定期的に尋ねた

り，雇用主と話をしたり，その人の職場を実際に訪問してみることがあげられる。治療計画には教育の向上，職業訓練プログラム，面接スキルの発展などがあげられる。監督計画にはその人が特定の場所で雇用されなければならない条件とか，あるいはその人と過去に葛藤的な関係にあった職場の特定の人々と接触をもたないようにするような条件を設定することなどがあげられる。ほとんどの臨床場面では，様々なヒストリカル・リスク・ファクターが存在する場合に，実行可能なリスク・マネージメント戦略の詳細なメニューを作成するのはかなり単純な問題である。

　これらの要因の他の潜在的な用い方としては，それらの幾分変動的な性質を考慮に入れて，心理社会的適応のレベルと安定性についての予測を行うことである。評価者は個々の（推定的な）原因となるリスク・ファクターに関して時間による変動を考慮し，患者によって達成される機能の最良のレベルと最低のレベルを同定すべきである。これらは患者の将来の適応に関し，合理的な期待を設定するのに役立つ。また評価者は患者の現在と最近の適応を明確に比較すべきである。このことはリスクの変化をモニタリングするのに有用である。

　ヒストリカル・ファクターに関係する変化：このガイドで主に強調していることはHCR-20のCとRの変数についてであるが，それは，これらの変数が現在と将来の変化を促し，そのような変化を測定するという単純な理由からである。しかし，Hファクターが完全に固定され，静的であり，最近の変化に関する新しい情報あるいは証拠が重要でないと仮定するのは誤りである。

　Hファクターは時間の経過と共にどれくらい変化しうるのであろうか。第1に，新しい情報あるいは古い情報の再評価に基づいて項目のコーディングを変えたり修正したりすることは可能である。クライアントは専門家を信用し始めるにつれて徐々に彼らに情報を開示するものである。我々の経験では，明瞭で単純な経歴に思えたものが新しい情報が加わることで異なった色彩を帯び始めたことがある。H項目をコーディングする際に関係する巧妙

な部分をあげると，我々はここで「歴史を作り直す」機会があることを示唆していると考えるべきではなく，「実際の」誤りを修正するというのが重要な点である。「事実」は実際にできるだけ正確である必要がある。このことは介入が計画され，実行に移される間中ずっと考慮されるべきことである。かなり経験豊富な臨床家でさえも，仕事をなんとかやっていくという圧力のもとでは，たやすく入手でき，十分に整理された，妥当性の高い情報にはなかなか馴染めないものである (Fransson, 2000；特に p.281 を参照)。古い土台を超えて進むことによって，将来の新しい潜在的な方向性を計画できるようになるのである。

第2に，ほとんどのHファクターにおける本当の変化を観察することが可能となる。すなわち，それらは時間の経過と共に悪化するのである。新たな情報や最近の行動によって，これまで「なし」とコードしていた項目が現在では「部分的に／おそらく」あるいは「確実に存在する」とコードされる場合がある。例えば，H1の項目のコーディングは，その人が重大犯罪を行った場合には再検討されるべきであり，H10（過去の監督の失敗）は，その人が病院から逃亡した後には再検討されなければならない。

第3に，いくつかのH項目においては，項目がより良い方向へ変化しているようにコーディングすることが可能である。特に，項目H3（関係の不安定性）とH4（雇用問題）は生涯にわたる主要な心理社会的領域における機能を基礎としてコードされる。22歳時にその人が「明らかに存在する」というコーディングを満たすような雇用記録を持っているとする。同じ人がその数年後に評価され，23歳から30歳までの間に，模範的な雇用記録を維持していることが判明することはあり得ることである。そのようなケースでは，H4におけるコーディングは，結果的に，その人の雇用問題は以前に考えられていたほど深刻ではないということを反映して変更される可能性がある。

第4に，そのコーディングは変わらないとしても，評価者がある項目が突出して際だっていることや妥当性に関して自らの意見を変えることもあり得

る。例えば，重大な暴力歴を有する者があらたに別の暴力行為に及んだとしてもH1（過去の暴力）の項目のコーディングに変化はないが，リスク・マネージメントの決定を行う際には明らかに重要な考慮事項である。同様に，重い精神障害者の母集団の中の物質乱用の問題が過小に診断されたり，過小に扱われたりしているという証拠が圧倒的に多いという場合も注目に値する (Estroff, 2000)。人格は通常比較的「広範で」，「柔軟性がなく」，「時間が経っても安定している」ものと考えられているように（American Psychiatric Association, 1994；p.629），H9（人格障害）あるいはH7（サイコパシー）の項目のコーディングが変わるとはあまり考えないものと思われる。しかし，例外的なケースにおいてはそのような状態も勢いが衰えたり，いくばくかではあれ形を変えたりすることもある。また，雇用問題（H4）も解決されうる。そうでなければ，なぜ，ほとんどの施設で教育や職業トレーニングを提供するのに多大な努力を費やしているのであろうか。人によってはそのような機会からかなりの効果を得，その結果，地域社会でのその後の適応に改善をみる場合もある。同様の考え方は関係の不安定性（H3）についても当てはまる。ある人はその項目で「明らかな」問題を持っていると過去2年間HCR-20で評価を受ける場合もある。しかし，詩人のように確かに容易に解雇されることのない者が，恋愛の可能性について長々と語ることはあり，わずかでも期待される場合にはおそらく我々は判断を待たなければならない。また，患者や受刑者の中には収監中に強い発展的な絆を結ぶ者もいる。

参考文献

American Psychiatric Association. (1994). *Diagnostic and statistical manual of mental disorders* (4th ed.). Washington, DC: Author.

Estroff, S. (2000). Social and community service and the risk for violence among people with serious psychiatric disorders: In search of mechanisms. In S. Hodgins (Ed.), *Violence among the mentally ill: Effective treatments and management strategies* (pp. 383-387). Dordrecht, Netherlands: Kluwer/ Academic.

Fransson, G. (2000). Effective treatment strategies for preventing violence on psychiatric wards. In S. Hodgins (Ed.), *Violence among the mentally ill: Effective treatments and management strategies* (pp. 277-288). Dordrecht, Netherlands: Kluwer/ Academic.

Hart, S. D. (2000). Riskbedömning inom rättspsykiatrin — konceptuella och professionella aspekter [Violence risk assessment in forensic mental health: Conceptual and professional issues]. In *Riskbedömning vid rättspsykiatrisk undersökning — riktlinjer och reflexioner*, RMV-rapport 2000:1 (pp. 25-35). Stockholm: Rättsmedicinalverket.

Heilbrun, K. (1997). Prediction versus management models relevant to risk assessment: The importance of legal decision-making context. *Law and Human Behavior, 21*, 347-359.

Kraemer, H. C., Kazdin, A. E., Offord, D. R., Kessler, R. C., Jensen, P. S., Kupfer, D. J. (1997). Coming to terms with the terms of risk. *Archives of General Psychiatry, 54*, 337-343.

Kropp, P. R., Hart, S. D., Lyon, D., & LePard, D. (in press). Managing stalkers: Coordinating treatment and supervision. In L. Sheridan & J. Boon (Eds.), *Stalking and psychosexual obsession: Psychological perspectives for prevention, policing and treatment*. Chichester, UK: Wiley.

Monahan, J., Steadman, H. J., Silver, E., Applebaum, P. S., Robbins, P. C., Mulvey, E. P., Roth, L. H., Grisso, T., & Banks, S. (2001). *Rethinking risk assessment: The MacArthur study of mental disorder and violence*. New York: Oxford University Press.

*Webster, C. D., Douglas, K. S., Eaves, D., & Hart, S. D. (1997). *HCR-20: Assessing risk for violence*, version 2. Burnaby, British Columbia: Mental Health, Law, & Policy Institute, Simon Fraser University.

Webster, C. D., Eaves, D., Douglas, K. S., & Wintrup, A. (1995). *HCR-20: Assessing risk for violence*. Burnaby, British Columbia: Mental Health, Law, & Policy Institute, Simon Fraser University.

*Christopher D. Webster ほか（吉川和男監訳）：HCR-20 暴力のリスク・アセスメント 第2版. 星和書店，東京，2007.

第4章

暴力のリスク・マネージメントにおけるHCR-20の使用：
実施と臨床的実践

Kevin S. Douglas & Henrik Belfrage

　「HCR-20　暴力のリスク・アセスメント」（Webster, Douglas, Eaves, & Hart, 1997）に対し，このマネージメントに焦点を当てたコンパニオン・ガイドの目的は，HCR-20の動的，あるいは変動可能な項目に対するマネージメントや治療戦略の計画を示すことにある。これらの変数はHCR-20のクリニカルとリスク・マネージメントのスケールの中で描写されている。これら10項目は，少なくとも，理論的には変化しうる臨床的かつ状況的な広範な領域をカバーしている。この変化は多様な要因の機能となるものであり，精神病症状に対する薬物療法の効果，個人が自らの状況あるいは環境に対する洞察を得ることができるのかどうか，提案された治療に対する反応性はどうか，適切に計画された現実的な退院（釈放）計画はどうであるか，地域社会や専門家や個人的な支援はどうであるかなど様々なものがある。

　2つの特に重要な臨床実務の問題があり，それはHCR-20の動的変数に関して持ち上がる。そのうちの1つは管理上の取り扱いについてであり，もう1つは実務の際の問題である。最初の問題はHCR-20が態度や行動における変化の指標となり，それを促進する媒介として使えるようにするためには，どのようにして既存の臨床実務の日常の中にうまく組み込むかということである。第2の主な問題は，これらの変数の介入に対する反応性に焦点を当てており，これらの項目によって指標化された行動や態度が時間の経過と共に変化する傾向があることを示す証拠が果たして本当にあるのかということである。

実施

　暴力のリスク・アセスメントのツールは，どんなに信頼性と妥当性の高いデータで裏付けられたとしても，もし，それが大きな努力によって効率的かつ効果的に日常の臨床および管理上の体制に統合されないと臨床実務には影響を与えないように思われる。HCR-20 という暴力のリスク・アセスメントは既存の構造内で用いられることを意図しており，次のような目標を掲げている。(1) 将来の暴力の見込みについて見通しを提供すること，(2) 暴力の除去あるいは防止戦略について情報を提供すること，(3) リスクの除去について治療やマネージメントに責任を有する者にガイダンスを提供すること。

　ある施設では HCR-20 が臨床実践に明らかに効果的に統合されることを示している。それについて以下に述べるが，さらに詳細な説明を知りたいのであれば，読者は Belfrage (1998)，Dernevik (1998 ; Dernevik, Falkheim, Homqvist, & Sandell, 2001) と Müller-Isberner, Sommer, Özokyay, & Freese (1999) を参照して頂きたい。程度は様々であるが HCR-20 (あるいは何らかのツール) が実務に統合されていることが分かるであろう。例えば，我々は司法精神科，矯正，さらに他の施設の同僚たちが HCR-20 に基づいて焦点を絞ったリスク・アセスメント (例えば，条件付き釈放あるいは仮釈放のため) を構造化しようとしていることを知っている。この場合，彼らは主に治療を行う臨床家とは限らない。このことはある施設においては共通した手法である。すなわち，受刑者や患者は釈放の際のリスク・アセスメントのために特別に紹介され，評価者は，特に好んで HCR-20 を使用するのである。

　他の施設では，HCR-20 は習慣的に定期的に実施されているリスク・アセスメントやリスク・マネージメントの過程の中に完全に統合されており，そこでは，HCR-20 の変数は継続的な治療や釈放計画の一部としてモニターされ，ある程度標的となっている。HCR-20 のクリニカルとリスク・マネージメントのスケールによって捉えられた臨床的かつ状況的な領域において，どのような状態が改善されたのかを部分的な根拠として (典型的には条件付

き）釈放が推奨されているのである。

　HCR-20 を利用すれば，必ずしも他のものより優れた結果が得られるわけではなく，それらには異なった機能がある。施設からの釈放や保安レベルの減少を保証するのが HCR-20 の項目やスケールの得点の変化ではなく，これらの得点が指標とする構造の中にあることを強調することもまた重要である。継続的に HCR-20 の項目をスコアリングする過程は，体系的かつ反復的にリスクに関連した要因を評価するのを促す試みのひとつに過ぎないのである。

　スウェーデン（Belfrage, 1998；Dernevik, 1998；Dernevik et al., 1999）やドイツ（Müller-Isberner et al., 1999）のいくつかの施設では，HCR-20（や他の）リスク・アセスメント・ツールを臨床実務のための施設のポリシーの中に完全に組み入れて実施している例がある。これらの試みの非常に重要な点は，HCR-20 を完全に導入する前に，これらの施設内で科学的な調査を行ってきたことである。

　スウェーデンの 2 つの施設では（Sundsvall における Rättspsykiatriska Regionvårdsenheten と Växjö における Psychiatriska　Klinikerna 内の Rattspsykiatriska Regionvårdsenheten），HCR-20 が標準的なアセスメントおよびマネージメントのプロセスの一部として利用されている。患者は入院時に HCR-20 で評価を受ける。HCR-20 のマニュアルで述べられているように，リスク・マネージメントの項目の評定については施設内での生活だけではなく（監督下での）地域社会での釈放も想定してなされている。患者は日単位，週単位，月単位で評価され，介入では得点の高い項目の点数を下げることに労力が注がれている。治療や釈放計画の戦略では，患者の意見を反映するようにしている。臨床家は問題となる暴力のリスクの領域について患者と一緒に議論するのである。評価者は将来の治療目標と釈放計画を作成する際に重要な役割を演じる。釈放の決定はこの手続きによって報告され，その患者のリスクが妥当な水準まで下がった場合，その人はなにがしかの条件付き釈放を推薦されるのである（最終的には裁判所，施設の長，あるいは

他の関係当局によって決定される)。

　HCR-20が臨床業務の全体性を損なうのではないことを指摘しておくことは重要である。我々はこのようなことは推奨していない。むしろ，これは大きなアセスメントと治療計画の一部をなすのであって，暴力のリスクの除去に関係する臨床的介入の頼みの綱となり方向性を指し示すものとなるのである。HCR-20の採用に先立って用いられる目下の介入方法（例えば，ソーシャル・スキル，アンガー・マネージメント，物質乱用のグループなど）はもちろん施設においてその有用性は保持されるであろう。しかし，HCR-20から得られる構成概念はこれらの介入のいくつかに影響を及ぼし，これが今度はHCR-20のアセスメントやマネージメントを決定する上で情報をもたらすのである。一般的な形で，このことを行うのが本ガイドの目的である。

　上述したように，この手続きの重要な部分は，本格的に実施する前にHCR-20で体系的な評価を行っておこうということである。例えば，Belfrage (1998) はHCR-20の第1版 (Webster et al., 1995) に対する徹底した信頼性調査を実施し，6人の臨床家がそれぞれ43名の同じ患者を評定した。その結果，満足のいく信頼性が観察された。項目の中には，他の項目より信頼性が低く，問題の多いものがあったのである。これらの発見に基づき，BelfrageはHCR-20 (Webster et al., 1997) の第2版において，項目の定義を明確にすることに関して有益な示唆を与えてくれた。

　同様にMüller-Isberner et al. (1999) はドイツのHaina司法精神科病院での実施過程を描写している。彼らもまた徹底した信頼性調査を実施し（7名の精神科医が50名の患者を評定した），加えて，HCR-20と220名の患者の施設内での暴力との関連を評価した。

　3つめのスウェーデンの施設では，DernevikがHCR-20を同様の方法で評価した。彼もまた6名の患者を6人の臨床家が評価した結果に基づいて信頼性の分析を実施した (Dernevik, 1998)。彼はHCR-20を用いた場合の潜在的なバイアスを評価することを目的に行った新しい研究プロジェクトの結果を最近報告した (Dernevik et al., 2001)。まず，HCR-20を評定するのに

加えて，参加した臨床家には質問紙で評価したクライアントについて感じることや思うことを示してもらった。DernevikはこれらのHCR-20の得点を予測することを見出したのである。しかし，その解釈はあまり明瞭ではない。この評定が実際にHCR-20の得点における差異を生じさせたと結論することはできず，むしろ，それがHCR-20の得点と相関していたということであろう。おそらく，HCR-20で高い得点をつけた人は，否定的な態度や反応を喚起する傾向もあるということである。というのも，彼らはサイコパシーの傾向があり，悪い態度を示し，比較的長い暴力の既往を伴っていたからである。しかしながら，この研究は，生じうるバイアスの影響の危険性に評価者が敏感であるべきことを教えていると言えるかもしれない。

　これらの例は，HCR-20を臨床家が利用するに際し，HCR-20を現在の治療やアセスメント構造の中に体系的に組み込んでいく有益な手本を示してくれている。これらの施設において本当に有益に機能するためには，HCR-20で動的であると推定される要因は変化可能なものでなければならない。本章の次のセクションで，この問題に光明を投じることができる研究例をいくつか紹介したい。

臨床的問題：動的リスク・ファクターにおける変化

　HCR-20のクリニカルとリスク・マネージメント項目に内在する論理としては，それらが(1)暴力に関連しており，(2)変化可能であり，それゆえ，(3)暴力の除去戦略のための標的となり得ることである。本章の目的のため，動的な暴力のリスク・ファクターは，暴力に関係し，時間と環境によって変動し，意図的な介入の結果，変化しうる変数として定義することができる (Webster, Douglas, Belfrage, & Link, 2000)。

　施設内での暴力のリスク・アセスメントや，施設内での治療から退院した後の暴力的犯罪行為に対するリスク・アセスメントの両者に対して，最近の研究ではこれらの動的要因が暴力に関係していることを示している (Belfrage, Fransson, & Strand, 2000 ; Douglas, Ogloff, Nicholls, & Grant, 1999 ; MacEachern, 2001 ; Pham, Claix, & Remy, 2000 ; Ross, Hart, & Webster, 1998 ; Strand, Belfrage, Fransson, & Levander, 1999)。このことから，これらの要因を暴力除去の戦略のために標的とすることの重要性がさらに強調されるのである

　動的な HCR-20 項目に基づいて効果的な臨床的介入を行うと，研究において観察される統計的な効果量が実際に減少することがある。例えば，もしある人がクリニカル・スケールで高い得点の評定を得たとすると，その結果として，注意深く定義された潜在的な暴力行為を改善するために，効果的な措置がその後取られ，C 項目は必然的に予測力を失うのである。言い換えれば，臨床的には成功するが，統計的には「失敗」するのである。Müller-Isberner et al. (1999) はドイツの司法精神科施設内で収集されたデータからこれと同じような可能性について述べていた。すなわち，HCR-20 と非身体的暴力（例えば，脅迫および敵意に満ち，恐怖を喚起するような行為）との間に強い相関が見られたのである。しかしながら，身体的攻撃性に関係する効果量はそれよりも小さかったのである。著者らの解釈では，暴力の傾向 (HCR-20 が捉えた非身体的な恐怖を喚起するような行為によって特徴付けられる) がエスカレートするように認識された場合には，潜在的な暴力の事故を拡散させるために臨床スタッフは効果的な措置を講じる傾向がある。その結果，身体的暴力に対する統計的な相関は減じてしまうのである。この解釈はもっともらしいものではあるが，入院患者や他の同様の施設についてはさらなる評価を待つ必要がある。もう 1 つの仮説は，HCR-20 の得点が，実際に，非身体的暴力よりも身体的暴力に対して少ない効果量しか持たないというものである。しかしながら，いろいろなところで総説されているように，他の研究では，身体的暴力に対して大きな効果量を有していることが実際には示されている。

　Müller-Isberner らによって観察された事実のパターンから，アウトカムとして選ぶ変数は幅広い領域から選ぶべきであるということも示唆される。

身体的暴力を記録することに加え，暴力の脅迫，恐怖を喚起する行為，あからさまな敵意，拘束の使用，「頓用時」の薬物療法，身体的暴力の他の考え得る前触れも感知し記録する努力がなされるべきであるということである。

クリニカルとリスク・マネージメントの項目での変化の特徴に関してのデータを提供している研究は2，3に過ぎないが，これらの研究は実際には変化を評価するために実施されたのではないことに留意することが重要である。むしろ，これらのデータはHCR-20の心理測定的特性に関する研究プロジェクトの一部として収集されたか，あるいは日常の臨床実践を通して収集されたものである。このようなことから，現時点においてはHCR-20の項目を，例えば，変動する指標，変動するリスク・ファクター，あるいは原因となるリスク・ファクターなどのように（Kraemer et al., 1997），より特異的な形で分類することはできないのである。Kraemer et al. (1997) が説明しているように，変動するリスク・ファクターとは，自発的に変化したり，介入によって変化したりするリスク・ファクターである。原因となるリスク・ファクターとは，操作される余地があり，リスクのアウトカム（ここでは，暴力）も変えてしまうような変動するリスク・ファクターである。変動するマーカーは，通常は操作されることはなく（変化はするが），仮に操作されたとしてもリスクのアウトカムの変化には関係しない変動するリスク・ファクターである。以下に総説されたデータからリスク・ファクターのこの類型の中でHCR-20の項目を描写することは不可能である（しかし，全ての項目は少なくとも上記の定義に従えば変動するリスク・ファクターとみなすことは可能である）。理論上，項目は上記の定義のような原因となるリスク・ファクターとなるようにデザインされたのである。様々な状況下でのHCR-20の項目の正確な立場を明らかにするにはさらに多くの仕事が必要である。

変化の解析を可能とするようなデータを用いた研究はこれまで施設内の環境を対象としてきた。司法精神科施設2カ所と一般精神科施設1カ所である。これらのデータを手短に以下に要約しておいた。読者は標本の特性の詳

細な説明や変化に関する他のデータについては原著を参照して頂きたい (Webster et al., 2000)。

一般精神科患者

193名の強制入院を受けた一般精神科患者の標本で，HCR-20は入院時と退院時の両者についてファイルに基づいてコーディングされた。この研究プロジェクトについては様々なところで詳細に述べられている (Douglas et al., 1999)。ほとんどの参加者は男性 (n=117；60.6%) で，平均年齢は38.1歳 (SD=14.9)，ほとんどが白人 (n=152；78.8%) であった。予想通り，ほとんどの患者は過去に精神科入院歴があり (n=184；95.3%)，多くが過去に有罪判決や逮捕の既往があり (n=78；40.4%)，記録の上で暴力の既往もみられた (n=120；62.2%)。I軸診断のほとんどは統合失調症である (n=85；44.0%)。

入院時と退院時にHCR-20のCスケールをコードすることができた。個々の項目と総合得点の全平均は，最初のアセスメント時と比べ，2回目のアセスメントの時の方が有意に下がっていた。例えば，入院時の平均総合得点は7.2 (SD=1.6) で退院時は4.1 (SD=1.9) であった。これらの変化に関係する差尺度 (Cohenのd) は全て0.80よりも大きく，大きな効果量を示していた。図4.1に入院時と退院時の得点分布のグラフを示したが，入院時の得点は軽度に負の歪度が示され，退院時の得点はほぼ正規分布を示しているが，わずかに正の歪度が示されていた。

変化を表現する他の方法としては，入院時と退院時にそれぞれの項目について2点中の2点を得点した人の比率を評価することである。表4.1に示すように，各項目とも退院時に高い得点をする者はほとんどいない。総合得点については，入院時には50%近い人たちが8点から10点の間の得点を得ていたが，退院時にはわずか3%に過ぎない。

この標本から得られたデータは入院時と退院時における患者の臨床状態が変化していることを反映している。患者は入院時には，概ね，十分な洞察を

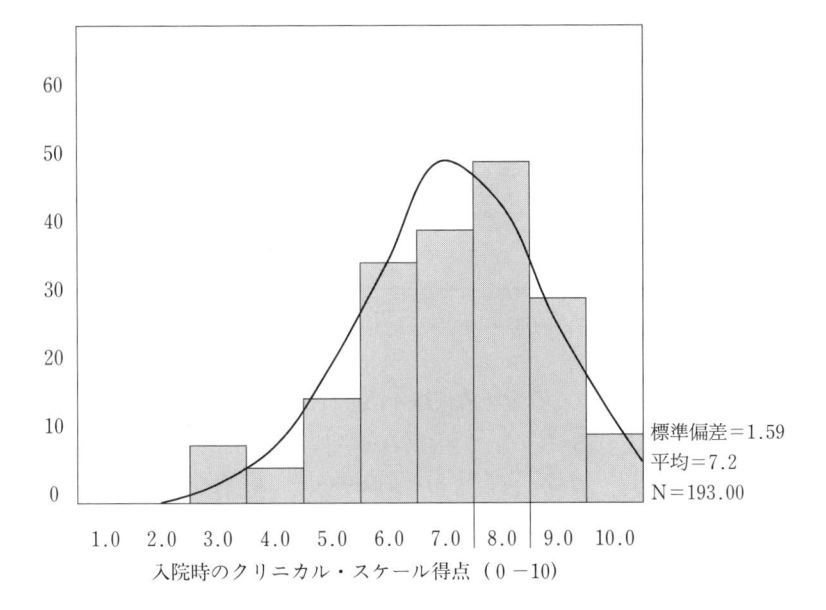

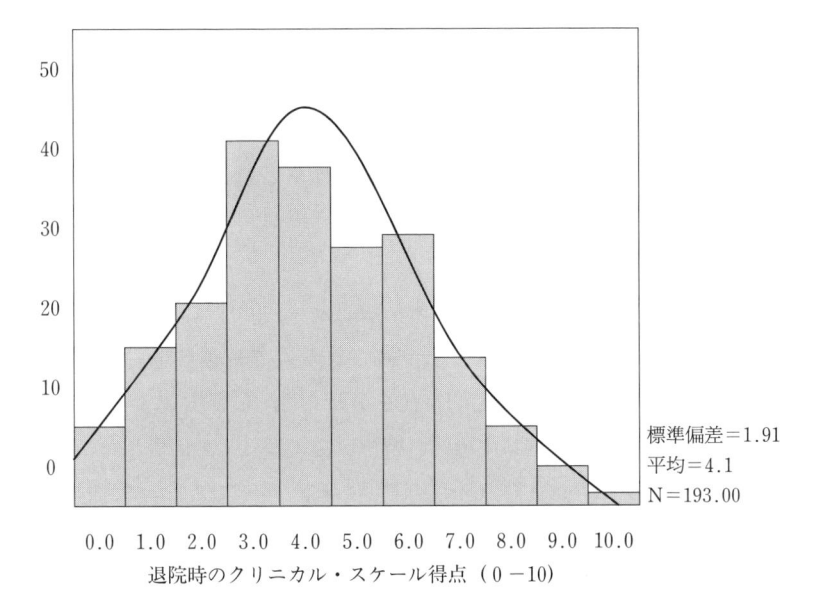

図4.1 入院時と退院時のクリニカル・スケールの得点分布

入院時のクリニカル・スケール得点（0－10）
標準偏差＝1.59
平均＝7.2
N＝193.00

退院時のクリニカル・スケール得点（0－10）
標準偏差＝1.91
平均＝4.1
N＝193.00

表 4.1 入院時, 退院時におけるクリニカル・スケール項目の高得点と総合得点の患者比率

項目	入院時	退院時
C1	79	30
C2	43	8
C3	74	15
C4	16	2
C5	62	18
C6	48	3

示さない（C1）。多くの者が精神病の活発な症状を示し（C3），治療に反応しないと評定される（C5）。約半数の患者は否定的な態度（C2）を示していると評定され，少数ではあるが衝動的である（C4）と見なされる者もいる。しかし，退院時までには，ほとんどの患者はこれらの領域のほとんどにおいて際だった問題を示すことはなく，入院治療に伴って安定していくことを示している。

司法精神科患者

スウェーデンとカナダの2つの標本から，HCR-20の得点における変化についての情報が得られた。両者とも精神科医あるいは心理士による *in vivo* 評定が実施され，クリニカルとリスク・マネージメントのスケールについてのデータが得られた。

Douglas, Klassen, Ross, Hart, & Webster（1998）は，精神障害のために刑事責任能力なし（NCRMD）と判断された司法精神科患者175名の標本におけるHCR-20の心理測定的特性を分析した。CとRスケールは審査委員会に患者が出席する前に主治医の精神科医によって評価された。ほとんどのケースで，データは2時点について得られ，ケースによっては同じ患者につき5回まで評定された。

この標本では，ほとんどが男性で（n=154；88%），重度の精神疾患を有する者からなり，97名（55%）は統合失調症の診断で，21名（12%）が気

分障害，12 名（7%）が統合失調感情障害，20 名（11%）が他の精神病性障害の診断であった。大多数の患者は過去に精神科入院歴を有し（n=151；86%），過去に暴力犯罪で告訴され（n=95；54%），暴力的な指標犯罪を行っていた（n=148；85%）。

一般の精神科標本と同じように，解析に用いたアセスメントの2時点間で得点は下がっていた。全てのCとRスケールの各項目はアセスメントの間で，有意に下がっており，CとRの総合得点も同様であった。しかし，その変化の大きさは一般精神科標本よりも小さく，低から中等度というのが典型であった。総合得点については，最初のアセスメント時点でのCスケールの総合得点は5.9（SD=2.3）で，最後のアセスメントでは4.8（SD=2.6）まで下がっていた（Cohenのd=.45）。Rスケールの得点は6.2（SD=2.2）から5.2（SD=2.6）まで下がり，Cohenのd=.41であった。

これと類似した標本では（すなわち，同じ施設から得られた），HCR-20の得点が司法施設内での法的な意思決定と関係していることが研究によって示された。Vincent（1998）は，HCR-20 が，患者が司法システム内で拘留されている時間の長さと強く関連していることを示した（高得点であればあるほど長期の拘留処分となることが予測された）。Whittemore（1999）は Vincent のものとオーバーラップした標本を用い，HCR-20 が<u>刑法に定められた審査委員会</u>（カナダにおいて司法患者の釈放や拘留に際する法的権限を有する審査会）による釈放の決定を予測することを示した。特に，HCR-20の3つの全てのスケールにおいて得点が低いことが独立して釈放を予測していた。CとRスケールにおける変化はHスケールにおける変化よりも強く釈放と関連していた。さらに，少なくとも一度釈放を拒否された患者の場合，Cスケールで得点が下がることが特にその後の聴聞で釈放となることを強く予測していた。

HCR-20 を項目ごとに直接使うのはまさに臨床家であることを強調しておきたい。審査委員会のメンバーは，実際の意思決定を行うために観察結果を般化する際，臨床家の印象を援用する。しかし，予測されるように，HCR-

20の得点は委員会の規則とは何の関係もない。VincentとWhittemoreがHCR-20の出版よりもずっと前の期間をカバーするデータをコードしていたこともあまり重要なことではない（すなわち，彼らの研究が後方視的なものであること）。このような観察から，HCR-20は法が審査委員会に求める考慮事項（暴力のリスク，被告人のニーズ，被告人を再び社会復帰させられる可能性）の構成要素に関係していることを示しているように思われる。すなわち，HCR-20の動的項目における変化がこの司法施設における法的権威者の意思決定と強く関係しているように思われたのである。

最後の標本はスウェーデンからのもので，CとRスケールにおける変化に関してあるデータを提供してくれた。それはスウェーデンの刑法に従って司法精神科治療の判決を下された42名の患者から構成されていた。スウェーデンにおいては，「精神異常のために罪なし」や「精神障害のために刑事責任能力なし」あるいは「訴訟能力なし」などに相当する概念が存在しない。むしろ，全ての被告人は単純に有罪，無罪と裁定される。このようなことから，人は一定期間の刑が宣告されるか，治療のために司法精神科病院に送られるかのいずれかとなる。後者の処分は精神鑑定に基づいて行われ，鑑定では犯行の実施に関連した精神障害の有無，治療を受けなければ，その犯罪者が将来「精神障害に起因した」犯罪を行う可能性があるかどうかを評価する。

データは北部スウェーデン（Sundsvall）にある高度保安司法精神科病院でトレーニングを受けた精神保健の専門家（精神科医，心理士，ソーシャル・ワーカー，他のスタッフ・メンバーから構成されるチーム）によって，公認されたスウェーデン語版のHCR-20 (Belfrage & Fransson, 1997) を用いて収集された。アセスメントはスウェーデンの刑法で定められている刑法審査委員会の聴聞の一部として6カ月ごとに実施された。HCR-20は1997年以来Sundsvall司法精神科センターでの臨床業務の中で十分実施されており，それについてはBelfrage (1998) が詳細に報告している。

参加者全員は男性であった。これまでの2つの標本と異なり，この標本で

は人格障害の診断（n=20；48%）が精神病の診断（n=17；41%）より頻度が高いことに特徴がある。診断は精神科医により DSM-IV (American Pasychiatric Association,1994) に従ってなされた。全ての患者は暴力的な指標犯罪を行っており，およそ3分の1（n=13；31%）は殺人を行っていた。

　変化の程度は他の標本で観察されたものよりも少なかった。クリニカル・スケールの得点はアセスメントごとに減少することはなかった（しかしC2項目は減少した）。しかしながら，施設内での適応を目的としてコーディングされたRスケールは，アセスメントごとに有意に減少した。最初のアセスメント時点におけるRスケールの平均は5.4（SD=2.0）で2番目のアセスメント時点では4.5（SD=2.2；Cohen の d=.44）であった。地域社会への釈放を目的としてコーディングされたRスケールは，アセスメントごとに減少することはなかったが，この事実は，患者がまだ釈放されてはいないことを考慮すれば，驚くには値しないと思われる。

　この標本で観察された変化の程度が相対的に小さいのは，いくつかの要因から生じている。第1に，アセスメントは時をおいてなされているが，カナダの標本と異なり，ほとんどの者は実際には施設から釈放されていない。すなわち，スウェーデンの審査委員会はこれらの患者の暴力のリスクが，一般的に，地域社会において管理できるほどに減じているという意見は持っていないということである。しかしながら，重要なことは，Rスケールの総合得点は施設内のリスク・マネージメントについては減少したということである。第2に，標本の特性が，法体系の違いから異なっているということである。カナダの標本では，患者は入院時に急性の精神病であるのが典型であるのに対し，スウェーデンの標本では，精神病はあまり認められない。このような解釈はCスケールに最も関係してくると言えるかもしれない。スウェーデンで精神科治療を言い渡される多くの者は，カナダでは受刑を言い渡されると思われる。

要約と結論

　これまで3つの標本でHCR-20の動的項目の変化の程度について（間接的に）調べてきたが，いずれの調査もそのような変化を評価する目的で特にデザインされていたわけではない。この理由から，結論についてはこのような動的リスク・ファクターの変化を測定するために特別な研究が実施されるまで暫定的なものとならざるを得ない。しかしながら，現存するデータからは，特に釈放前に，CとRスケールの得点が有意に下がり，特にある状況においてはその規模はかなり大きいということが示されている。全体的に，縮小の幅は小から大まである。さらに，2つの調査研究がCとRスケールの得点の変化が刑法審査委員会によってなされる処遇決定を「予測する」ことを示した。変化を評価することを目的にデザインされた研究を行えばHCR-20の動的項目に伴う変化についてもっと確実な姿が分かるようになるであろう。

　これらの3つの標本の中で，HCR-20の項目を中心とした介入が存在しない傾向にあること（すなわち，「洞察の構築」あるいは「治療遵守性」の特定のプログラムがない）に注目することが重要である。本ガイドに含まれる中心的な命題としては，そのような可能性を直接扱うことによって変化を最大のものとすることができるということである（もちろん，既存の介入を除外するということはない）。

　現在までのところ，クリニカルとリスク・マネージメント・スケールには動的な（変化可能な）暴力のリスク・ファクターが含まれるという立場に対し，いくつかの証拠があると結論づけることは合理的であるように思われる。さらに，これらのスケールは，暴力行為のみならず司法施設における意思決定の重要な側面（すなわち，収監処分の長さ，釈放の可能性）にも関係している。

　暴力のリスク・アセスメントの一部には治療戦略の計画が含まれる。効果的な治療を行うためには動的な暴力のリスク・ファクターをうまく利用することである。それらは介入を計画し成功させるにはどこに焦点を当てなけれ

ばならないかを教えてくれるからである。HCR-20 は,臨床家や管理者が暴力のリスクを減少させる,ある種の法的かつ精神保健的介入を計画しようとする際に,段階的に支援するようになることが分かるであろう。事実,このことこそがまさに本コンパニオン・ガイドの 10 の実質的な章全てに関わる前提であり,各章で暴力行為の水準を下げるために特に計画された臨床的介入について議論していく。本章は,これら 10 の変数が,確かに動的であるという主張の根拠を示すことが目的である。

参考文献

American Psychiatric Association. (1994). *Diagnostic and statistical manual of mental disorders* (4th ed.). Washington, DC: Author.

Belfrage, H. (1998). Implementing the HCR-20 scheme for risk assessment in a forensic psychiatric hospital: Integrating research and clinical practice. *Journal of Forensic Psychiatry, 9*, 328-338.

Belfrage, H., & Fransson, G. (1997). *HCR-20: Bedömning av risk för framtida våld: Manual med instruktioner och kommentarer.* Forskningsenheten: Psykiatriskt Regionvördscentrum.

Belfrage, H., Fransson, G., & Strand, S. (2000). Prediction of violence using the HCR-20: A prospective study in two maximum security correctional institutions. *Journal of Forensic Psychiatry, 11*, 167-175.

Cohen, J. (1992). A power primer. *Psychological Bulletin, 112*, 155-159.

Criminal Code of Canada. R. S. C. 1985, c. C-47.

Dernevik, M. (1998). Preliminary findings on reliability and validity of the Historical-Clinical-Risk Assessment in a forensic psychiatric setting. *Psychology, Crime, and Law, 4*, 127-137.

Dernevik, M., Falkheim, M., Holmqvist, R., & Sandell, R. (2001). Implementing risk assessment procedures in a forensic psychiatric setting: Clinical judgement revisited. In D. Farrington, C. Hollin & M. McMurran (Eds.), *Sex and violence: The psychology of crimes and risk assessment.* London: Harwood Academic Publishers.

Douglas, K. S., Klassen, C., Ross, D., Hart, S. D., & Webster, C. D. (1998, August). *Psychometric properties of the HCR-20 violence risk assessment scheme in insanity acquittees.* Poster presented at the annual meeting of the American Psychological Association, San Francisco, CA.

Douglas, K. S., Ogloff, J. R. P., Nicholls, T. L., & Grant, I. (1999). Assessing risk for violence among psychiatric patients: The HCR-20 risk assessment scheme and the Psychopathy Checklist: Screening Version. *Journal of Consulting and Clinical Psychology, 67,* 917-930.

Kraemer, H. C., Kazdin, A. E., Offord, D. R., Kessler, R. C., Jensen, P. S., & Kupfer, D. J. (1997). Coming to terms with the terms of risk. *Archives of General Psychiatry, 54,* 337-343.

MacEachern, A. (2001). *Violence risk assessment: Comparing the predictive validity of the HCR-20 and SAVRY in a population of adolescent offenders.* Unpublished master's thesis, Department of Psychology, Simon Fraser University, Burnaby, Canada.

Müller-Isberner, R., Sommer, J., Özokyay, K., & Freese, R. (1999, November). *Clinical use of the HCR-20 for predicting violence in a German forensic psychiatric hospital.* Paper presented at the International Conference, Risk Assessment and Risk Management: Implications for Prevention of Violence," Vancouver, Canada.

Pham, T. H., Claix, A., & Remy, S. (2000, June). *Assessment of the HCR-20 in a Belgian prison sample.* Paper presented at the 4th European Congress on Personality Disorder, Paris, France.

Ross, D. J., Hart, S. D., & Webster, C. D. (1998). *Aggression in psychiatric patients: Using the HCR-20 to assess risk for violence in hospital and in the community.* Unpublished manuscript.

Strand, S., Belfrage, H., Fransson, G., & Levander, S. (1999). Clinical and risk management factors in risk prediction of mentally disordered offenders: More important that actuarial data? *Legal and Criminological Psychology, 4,* 67-76.

Vincent, G. M. (1998). *Criminal responsibility after Bill C-30: Factors predicting acquittal and lengths of confinement in British Columbia.* Unpublished master's thesis, Simon Fraser University, Burnaby, Canada.

Webster, C. D., Douglas, K. S., Belfrage, H. & Link, B. G. (2000). Capturing change: An approach to managing violence and improving mental health. In S. Hodgins (Ed.), *Violence among the mentally ill: Effective treatment and management strategies* (pp. 119-144). Dordrecht, The Netherlands: Kluwer

*Webster, C. D., Douglas, K. S., Eaves, D., & Hart, S. D. (1997). *HCR-20: Assessing risk for violence* (version 2). Burnaby, British Columbia: Mental Health, Law, and Policy Institute, Simon Fraser University.

Webster, C. D., Eaves, D., Douglas, K. S., & Wintrup, A. (1995). *The HCR-20 scheme: The assessment of dangerousness and risk.* Vancouver, B.C.: Mental Health Law and Policy Institute and British Columbia Forensic Psychiatric Services Commission.

Whittemore, K. E. (1999). *Releasing the mentally disordered offender: Disposition decisions for individuals found unfit to stand trial and not criminally responsible.* Unpublished Ph.D. dissertation, Simon Fraser University, Burnaby, Canada.

---

*Christopher D. Webster ほか（吉川和男監訳）：HCR-20 暴力のリスク・アセスメント 第2版．星和書店，東京，2007．

第5章

暴力のリスク・マネージメントの専門的，法的，倫理的問題

James R. P. Ogloff

　いろいろな意味において，「暴力のリスク・マネージメントに関する専門的，法的，倫理的問題」を概観する作業は，暴力のリスクをアセスメントし，マネージメントする実務と同じように複雑で多面的であるといえる。というのは，予測するのが非常に難しい特殊な問題が生まれるからである。加えて，このマニュアルの国際的，学際的な関心からすると，HCR-20を利用しようという専門家の実務に影響を与えそうな法制度や職業倫理を幅広く見越すことはさらに難しい。様々な法域や専門領域で生じてくる専門的で法的な問題について網羅的に系統的に目を通そうとするよりも，ここでは，患者や収監者たちの暴力のリスクをアセスメントし，マネージメントしようとする場合に予想される一般的な法律と倫理の問題の中から簡単な概要を示すという方法をとることにする。

　この章の内容は司法心理士や司法精神科医を対象とするものであるが，その他の心理士や精神科医たちも，法律と関わりのある領域の外で，リスク・アセスメントを行うこともある。したがって，本章の内容は精神保健の専門家全般にとって参考になるといえる。もっとも，完成された系統的なリスク・アセスメントの大半は，刑事あるいは刑事によらない司法施設で実施され，幅広い解釈がなされている。さらに，ここで示す内容は，暴力に対するリスクをアセスメントしたり，患者自らが暴力のリスクをマネージメントできるようになる治療を提供したりする心理士や精神科医に対しても，何らかの役に立つものと思われる。

　リスク・アセスメントとリスク・マネージメントに関連する倫理の問題の多くは，自分自身の目的のために自主的に評価や治療を受けている人々を扱

っているような従来の施設における倫理の問題とは異なっている。このような施設とは対照的に，公式のリスク・アセスメントやリスク・マネージメントの戦略が使われている施設の多くでは，アセスメントを受ける人は裁判所命令や精神保健審査会の権限の下に置かれていたり，それ以外の場合では，アセスメントや治療に参加することが義務づけられたりしているのである。このような司法環境における固有の倫理上の問題については，他で明確に論ぜられている (American Psychological Association [APA], 1992 ; Committee on Ethical Guidelines for Forensic Psychologists, 1991 ; Ogloff, 1999)。

心理士や精神科医は，専門的なトレーニングを受け，専門家としての責任があることや，免許許認可機関や地域および国の専門家協会に従わなければならないことから，実施上の倫理ガイドラインや規則に縛られることになる (Canadian Psychological Association, 2000 ; Reaves & Ogloff, 1996 a, b)。このような指針原則があることから，司法の領域で働く精神保健の専門家たちは，倫理的な義務を自覚していなければならない。

既に述べたとおり，本章で記す問題は法律の異なる法域によってはいくぶん違いが生じるかもしれない。そのため，ここで述べる原則というのは一般的な意味で論じるつもりである。法域それぞれの規制機関は倫理規定やそれに関連するようなガイドラインをなにかしらひとつは（あるいは組み合わせたものを）適用しているが，本章ではすべての法域に共通に関連している倫理的な原則として論ずる。それぞれが属している法域における倫理規定を知り，遵守すること，そして自らに特に適用される原則について慣れ親しんでおくことは，あくまでも個々の専門家に課せられた倫理的・法的な責任である。

1. リスク・アセスメントとリスク・マネージメントの領域における能力を確かなものにするための適切なトレーニングとスーパービジョンを受けること

心理士と精神科医は自らが従事する専門領域について十分な能力を持って

いなければならないという倫理的・法的な責任を負っている。そのため，リスク・アセスメントと治療に従事する専門家はその領域での専門的な能力を有していなければならない。このマニュアルでも明確にされているように，この領域における基礎的な知識や研究は近年飛躍的に増加している。専門家は，リスク・アセスメントの科学に精通し，スーパービジョンを受けながら臨床経験を積まなければならない。

　リスク・アセスメントとリスク・マネージメントの能力を獲得するには，正式な教育とトレーニングの両方を受けること（大学院レベルの受講や生涯教育ワークショップ），暴力のリスク・アセスメントとマネージメントを専門とした資格をもった専門家からのスーパービジョンを受けること，その領域の書物を読み研究を続けることが必要である。

　加えて，司法の臨床家は法律とその領域における専門家としての標準的な知識を持っていなければならず，接触する当事者の法的権利を理解し，そのような権利を確実に擁護しなければならない。(例えば，Committee on Ethical Guidelines for Forensic Psychologists, 1991)。

II. クライアントが誰であり，アセスメントや治療を受ける人に対してどのような性質のどの程度の義務を持つのかを明確にすること

　アセスメントや治療を受ける当人自身がサービスを求めているというような伝統的な臨床の領域とは違って，リスク・アセスメントとリスク・マネージメントは大抵，そのようなサービスを受けるように強制されてきた人たちを扱う仕事である。インフォームド・コンセント，守秘義務，基本的人権といった概念は，クライアントに対してコモンロー上，あるいは法文上で保障された権利から生じるので，誰がクライアントであるかについて明確にしておくことは重要である。この情報はアセスメントや治療を受けている人に対して明確に伝えられなければならない。

　クライアントが誰であるかを考慮することは，守秘義務に関し「クライアント」と「被験者」に専門家がどのような性質の義務を負っているかを決定

する際の限界を知るのに役立つ。個人のリスクのレベルをアセスメントしたり，リスクのレベルを下げ，マネージメントするために個人が治療を受けたりする場合，アセスメントや治療を受ける者の大半はクライアントとは呼べない。代わりに，第三者機関である裁判所，刑務所，司法精神科病院が，司法の実務家と契約を結んでサービスを受けることになる。このような場合，「心理士は，サービスを提供するに際して，どこまでが実現可能で，それぞれの機関との関係にどのような性質があるのかを明確にする。明確にしなければならないこととしては，心理士の役割（セラピスト，組織のコンサルタント，診断者，鑑定証人など），提供されたサービスや得られた情報がどのように使われるのか，守秘義務には限界があることなどである」(APA Standard 1.21)。クライアントが誰なのかという問題は，その後の倫理的・法的問題を明確にする際に重大な意味をもつので，臨床家はこの問題についてたえず気を配っておかなければならない。

III．クライアント及びアセスメントや治療を受けている人との仕事上の関係を管理する法・倫理的な責任を明確にすること

インフォームド・コンセント：インフォームド・コンセントの要件を満たすためには，当人が，暴力のリスク・アセスメントやマネージメントのための治療を自発的に望み，その情報をもっており，また，知的能力が十分備わっている必要がある。例外となるのはアセスメントが裁判所命令の場合である。ただ，そういう状況の場合でも一般的には，アセスメントを受ける当人にはアセスメントへの協力を拒否する権利があり，また，自発的に面接を受けなければならないということもない。しかし，裁判所命令のアセスメントの対象者が面接を受けることを拒否する場合には，臨床家が書類上の情報や側副情報に基づいてリスクの評価がなされることを対象者に告げるべきである。

インフォームド・コンセントの第1の要件である，自発性は，心理学的な評価や治療プロセスへの参加を操作されたり，強要されたり（例えば，脅迫

を用いる）しないことが前提となる。刑事司法の環境では，被告人や加害者は，アセスメントや治療への参加を「強要」されていると考えることもできる（例えば，裁判所からよい心証を得られる）。しかしながら，臨床家との接触を拒否できるということは，たとえ，その選択肢が魅力的とは言えないとしても，正確に言えば，参加を強要されていることにはならない。

インフォームド・コンセントの「情報」という要件を満足する上では，専門家は，アセスメントあるいは治療の性質と目的，手段，利益と不利益，そして利益と不利益があるのなら，他にどのような選択肢があるのかをアセスメントや治療を受ける当人に十分に開示しなければならない。同意については，そのような情報が当人に説明されることと，口頭や書面による同意を得ることによって行われることになる。

最後に，同意が有効なものとなるためには，臨床家からの情報により，治療に参加するかどうかを理解し，知性と情報に基づいて意思決定するだけの精神能力をもっていなければならない。知性に基づいた意思決定をするということは，当人が「合理的」な意思決定をする必要があるということを意味しているわけではない。そのかわりに，当人は，心理士から提供される情報を理解し，利益と不利益を勘案し合理的な意思決定に到達する能力をもっていることが必要となる。もしも当人が情報に基づいてアセスメントや治療について意思決定をするだけの能力をもっていないのならば，専門家は，アセスメントや治療の前に，法律上の代理意思決定者からの同意をあらかじめ得ておかなければならない。

一般的な状況の下では，臨床家はアセスメントや治療を受ける当人から，その当人との接触の目的がどのようなものであれ，インフォームド・コンセントを得ておくべきである。アセスメントを受ける人がクライアントでない場合でも，専門家には倫理的な意味で，アセスメントとその他の関連事項（例えば，守秘義務の制限）について本人が理解できるように，接触の目的がどのようなもので，どのような性質を有するのかを伝える義務がある。さらに，臨床家は当人から同意もしくは承諾を得ておかなければならない。心

理士が提供するサービスに当人が同意したならば，心理士はアセスメントを進めることになる。もしも参加を拒んだり，同意や承諾をすることができないようであるならば，専門家はその先に進むべきではないが，そのような状況を担当の弁護士に話すことになることは当人に伝えるべきである。たとえ，当人が情報に基づいた意思決定をするだけの能力を有しているように思われる場合であっても，自分の法律上の権利を理解していないように思われる場合には，臨床家はアセスメントを始める前に，当人に弁護士と相談することを示唆してもよい。

守秘義務：原則として (DeKraai & Sales, 1982；Dubey, 1974；Ogloff, 1995, 1999)，伝統的な臨床現場で働いている精神保健の専門家というものは，なんらかの特定の例外（例えば，臨床家がクライアントは第三者に対して差し迫った危険をもたらすことが明白であると確信している場合。児童虐待のケースを通報したり虐待を報告する際に義務づけられている他の要請のために守秘義務を破らなければならない場合。あるいは，クライアントが情報開示についてインフォームド・コンセントをした場合）にあたると認められない限り，クライアントの情報を伝えてはならない。

司法の場では，先に述べたように，アセスメントを受ける人物というのは必ずしも実際の「クライアント」あるいは「患者」ではない場合がある。当人がクライアントではないのならば，心理士はその本人に対する守秘義務を一切負うことはない。しかし，インフォームド・コンセントの要件により，アセスメントを受ける当人には，そこで得られた情報には守秘義務がないということを明らかにしておかなければならない。

心理士が第三者あるいは第三者機関の要請で司法的アセスメントをするような場合，クライアントに対する守秘義務に関してはかなりはっきりとした違いがあるため，アセスメントを受ける個人と状況に応じて，誰がクライアントで，アセスメントを受ける人と接触することがどのような性質を持つのか，守秘義務の制限とは何か，などについて心理士は明確にしておくことが重要である。

二重の役割による葛藤：心理士と精神科医は，被験者ないしクライアントと利害の衝突を引き起こす可能性があり，それを処理する際に臨床家の客観性を損なうような可能性が疑われる場合には，それがいかなる活動であれ，従事することは控えなければならない。専門家が注意しなくてはならない状況のひとつは，リスク・アセスメントとしての役割と，リスクを減らしマネージメントするセラピストとしての役割の双方を臨床家が求められた場合である。治療を受ける人とラポールを確立することは重要であり，そのような関係性の中では信頼が必要となることから，臨床家が当人の暴力のリスク・レベルを客観的にアセスメントすることはかなり難しいであろう。可能であれば，そのような二重の役割は避けるべきである。もちろん，治療を行う臨床家がアセスメントを行う臨床家と情報を共有することは，リスク・アセスメントには有用である。だが1人の臨床家が2つの役割の釣り合いを取ろうとする場合には難しい問題が生ずる。もし，そのような状況が避けられない場合には，臨床家は「治療者」と「評価者」の双方になることで，客観性について問題が生じることをよく理解しておかなければならない。

IV．第三者保護のための情報開示の義務を明確にしておくこと

ここまでの議論の流れで，心理士や精神科医がリスク・アセスメントや暴力的な加害者の治療をする際のほとんどの状況では，加害者の秘密を保持する義務はないことは明らかであろう。このことはとりわけ，その当人が第三者に対して切迫した重大な暴力の危険性を有している場合に当てはまる。

多くの法域における精神保健の専門家たちが，雇用（たとえば，矯正局やその他の刑事司法機関で働く）とそれに関連する職業上の規範によって，ある人物が他人に重傷を負わせたり殺害したりしそうであると合理的に確信されるような場合に，その状況を報告する作為義務を有することには疑いの余地はないが，この問題はいまだに混乱の原因となっている。この問題の複雑さ，そして第三者保護の義務が法域によってあまりにも多様であることから，臨床家はこの問題に関する自らの義務を確実に知っておく必要がある

(Birch, 1992 ; Fulero, 1988 ; Monahan, 1993 ; Ogloff, 1999 ; Reaves & Ogloff, 1996 b)。

　心理士や精神科医にとって最も有名なケースは紛れもなくタラソフである。このケースはカリフォルニアという法域の一事例に過ぎないのであるが，多くの国々に影響をもたらしたので，ここで敢えて述べておきたい。裁判所の確定判決によると，心理士のクライアントが深刻な脅威をもたらしたことに関し，セラピストと病院が特定可能な第三者（タチアナ・タラソフ）の保護を怠った点には責任があるとしたのである。

　　ひとたびセラピストが，その患者は他人に対して深刻な暴力の危害を与えるおそれがあると実際に判断したならば，あるいは専門家の一般水準として合理的にそのように判断されるようであるならば，その危険にさらされ被害者となりうる人を保護するように合理的手段をもって注意する義務を負うものである（タラソフ対カリフォルニア大学，1976, p.345)。

　裁判所はさらに「この義務から免責されるためには，将来の被害者やその他の人々に対して警告をするか，警察に通報するか，あるいは何らかの合理的に必要と考えられる手続きを踏むことが必要である」とした (p.340)。こうして，タラソフ原則により，（それ以外の場合にはクライアントに対して守秘義務を負っている）心理士と精神科医は，クライアントが第三者に危害を及ぼすことが予見された場合，その第三者を保護する義務を負うこととなったのである。実際には，その心理士は大学警備員に電話連絡をしたのであったが，それだけでは不十分であり，タラソフが危険にさらされているということをタラソフやその両親に連絡すべきであったとされた。
　心理士や精神科医が第三者に雇われて暴力的な加害者のリスク・アセスメントをしたり治療をしたりする場合には，ごくまれな例外を除いて，他者の安全を脅かしたり，自身に深刻な危険をもたらす可能性を示唆する情報を心理士が入手した場合には，共有されなければならない。その他の状況で，ア

セスメントを受ける者がクライアントである場合，クライアントは秘密保持の権利をもっているため，守秘義務を破ったり情報を共有したりすることはますます困難となり，また，その基準は法域によって多様になる（Birch, 1992；Fulero, 1988）。このような理由から，臨床家はその法域における法律および倫理上の義務を明確にしておかなければならないのである。

V．可能なかぎり，リスク・アセスメントの対象者は臨床家から面接を受けるべきである。それが無理なときには，臨床家はアセスメントの限界を考慮し，それを既述しなければならない

　司法における暴力のリスク・アセスメントという性質からして，アセスメントを受ける当人が，裁判所側の鑑定人や検察官側の鑑定人に話をすることを拒否するというのはまれなことではない。そのため，アセスメントを受ける人に会ったり，面接したりしても収穫がない場合に，その当人のリスクのレベルを臨床家に評価させることの正当性に関し問題が生ずることがある。

　被験者が面接を拒否しているような場合の暴力のリスク・アセスメントの妥当性を比較した研究はほとんどない。しかし，現在行われている暴力のリスク・アセスメントの手法では，信頼性の高い側副情報に大きな重みを置いており，相対的に臨床面接だけに重きを置くことはない。実際，Melton, Petrila, Poythress, Slobogin（1997）の裁判所に対する心理学的評価について書かれた有名な解説書によれば，「司法の評価者は第1に正確さを念頭に置くものである。クライアントの視点も，重要ではあるけれども，補助的なものである」としている（p.42）。著者らは，全ての入手しうる関連情報を利用した注意深い評価をすることを提唱している。

　面接なしに使用することについて実証的に支持されている評価手法のひとつとして，Hareのサイコパシー・チェックリスト・改訂版（PCL-R；Hare, 1991）がある。記録の精査に面接を加えてPCL-Rを採点する方が望ましいが，記録のみで採点したPCL-Rの評定にも相応の信頼性があることを示唆するいくつかの研究がある（Hare, 1991；Hart & Hare, 1989；

Wong, 1988）。さらに，記録のみで採点した得点は，記録の精査に面接を加えて完成させた得点よりも，むしろ低くなるとされている（Wong, 1988）。

臨床上のリスク・アセスメントにおいて客観的情報にますます信頼性が置かれるのであれば，基本的にリスク・アセスメントは実証的に支持された体系的なリスク・アセスメント手法を用いることとなり，結果として，リスク・アセスメントを判断する際，臨床面接に頼ることは少なくなる。

心理士が本人を検査することができない場合，「限られた情報によって鑑定書と証言にどれくらい信頼性と妥当性の面で影響を及ぼすかを明らかにし，必要であれば，その結論と勧告にはどのような性質のどの程度の制限があるか」を明らかにしなければならない（APA Standard 7.02 (c)）。このような状況は独特の問題を生み出すため，臨床家は直接会ってアセスメントをする機会をもてなかった被鑑定人に対する意見を提出する際，自らの能力の限界を踏み越えることのないようにしなければならない。

結論

暴力のリスク・アセスメントと臨床的なリスク・マネージメントによる介入は，いくつかの独特の倫理・法的な問題が生じる。とりわけ，臨床家はこの領域で増加の一途をたどる研究や臨床ガイドラインの資料に注意を払い，精通していなければならない。

リスク・アセスメントとマネージメントに関する多くの倫理的な問題の中核となるのは，アセスメントを受ける人自身が必ずしも「クライアント」ではないという点である。心理士と精神科医は，クライアントやアセスメントや治療をする人たちに対する専門家としての関係を定める法的・倫理的な責務を理解する必要がある。このような義務のなかには，インフォームド・コンセント，守秘義務，二重の役割に由来する葛藤の回避などが含まれる。そもそも，臨床家がリスク・マネージメントのために誰かのリスク・アセスメントをしたり治療をしたりするように依頼された場合，その人に加害や脅威の差し迫った深刻なリスクを示すような可能性は当然生じてくる。第三者

第5章　暴力のリスク・マネージメントの専門的，法的，倫理的問題

への警告あるいは保護の義務を果たすためには守秘義務を破ることもあり，心理士や精神科医はこのような倫理的・法的な義務についても理解していなければならない。

最後に，臨床家は面接や問診がアセスメントの対象者に何らの利益ももたらさないようなリスク・アセスメントを行う場合に存在する限界についても理解しておかなければならない。

参考文献

American Psychological Association. (1992). Ethical principles of psychologists and code of conduct. *American Psychologist, 47*, 1597-1611.

Birch, D. (1992). Duty to protect: Update and Canadian perspective. *Canadian Psychology, 33*, 94-101.

Canadian Psychological Association. (2000). *Canadian code of ethics for psychologists*. Ottawa: Author.

Committee on Ethical Guidelines for Forensic Psychologists. (1991). Specialty guidelines for forensic psychologists. *Law and Human Behavior, 15*, 655-665.

DeKraai, M. B., & Sales, B. D. (1982). Privileged communications of psychologists. *Professional Psychology, 13*, 372-388.

Dubey, J. (1974). Confidentiality as a requirement of the therapist: Technical necessities for absolute privilege in psychotherapy. *American Journal of Psychiatry, 131*, 1093-1096.

Fulero, S. (1988). Tarasoff: 10 years later. *Professional Psychology, 19*, 184-194.

Hare, R. D. (1991). *Manual for the Hare Psychopathy Checklist — Revised*. Toronto: Multi-Health Systems.

Hart, S. D., & Hare, R. D. (1989). Discriminant validity of the Psychopathy Checklist in a forensic psychiatric population. *Psychological Assessment: A Journal of Consulting and Clinical Psychology, 1*, 211-218.

Melton, G. B., Petrila, J., Poythress, N., & Slobogin, C. (1997). *Psychological evaluations for the courts* (2nd ed.). New York: Guilford.

Monahan, J. (1993). Limiting therapist exposure to Tarasoff liability:

Guidelines for risk containment. *American Psychologist, 48*, 242-250.

Ogloff, J. R. P. (1999). Ethical and legal contours of forensic psychology. In R. Roesch, S. D. Hart, & J. R. P. Ogloff (Eds.), *Psychology and law: The state of the discipline* (pp. 405-422). New York: Kluwer Academic/Plenum Publishers.

Ogloff, J. R. P. (1995). Navigating the quagmire: Legal and ethical guidelines. In D. Martin & A. Moore (Eds.), *First steps in the art of intervention* (pp. 347-376). Pacific Grove, CA: Brooks/Cole.

Reaves, R. P., & Ogloff, J. R. P. (1996a). Laws and regulations that affect the practice of psychology. In L. J. Bass et al. (Eds.), *Professional conduct and discipline in psychology* (pp. 109-116). Washington, DC: American Psychological Association

Reaves, R. P., & Ogloff, J. R. P. (1996b). Liability for professional misconduct. In L. J. Bass et al. (Eds.), *Professional conduct and discipline in psychology* (pp. 117-142). Washington, DC: American Psychological Association.

Tarasoff v. Regents of University of California, 17 Cal.3d 425, 131 Cal. Rptr. 14, 551 P.2d 334 (1976).

Wong, S. (1988). Is Hare's Psychopathy Checklist reliable without the interview? *Psychological Reports, 62*, 931-933.

セクション 2
「C」ファクターに基づいた戦略

C1章

洞察を育てる：関係性と動機付けを使って気付きを高め，変化への準備性を育てる

Wayne Skinner & Lorne Korman

HCR-20 項目解説

項目C1「洞察の欠如」は，多次元的な構成概念として提示されており，以下に適用される。(1) 自分に精神障害があると考えているか判断する。(2) 精神障害を抱えることの持つ意味合いや不利について，どの程度認識しているかを測定する。(3) 自分の精神障害に取り組むために何をしたらよいと理解しているかを評価する（例えば，カウンセリングを受ける，薬を服用する）。この項目は，自らが危険である，怒っている，あるいはコントロールを失っていることについて本人がどの程度自覚しているかを評価するものである。洞察のまた別の側面は，他の人との関係で自分をどう捉えるか，そして，対人関係上の出来事の原因をどこに帰属し，特にどこに責任があると考えるかである。洞察の欠如というのは，本人が暴力的な行動をとるリスクや，あるいは暴力的行動の引き金が何かについて認識していないことを暗に示している。同様に，それについて対処することの重要性も理解していないであろう。

治療との関連における洞察

セラピーの効果についての研究は，もはや70年近くにわたって続けられているにもかかわらず，通常の焦点は，どの治療アプローチが人々の変化を助けるのかという効果研究にあった。こうした研究が心理療法の実践に与えてきた影響は控えめであり，例外的に，行動療法が益々取り入れられるようになり，個人の特定の問題領域に焦点をあてたような明白な治療プロトコル

の開発がされるようになってきた。治療プロトコルは通常，心理社会的，心理教育的，そして認知行動療法的モデルに基づいて作成されている (Lambert, 1992)。心理療法の効果量は，薬物療法や医学的介入や教育的介入の効果量と同等かそれ以上の大きさを示すものの，一般的にどれかの介入方法が他の方法よりも優れていることを示すエビデンスはほとんど無い。最近の例で言えば，プロジェクト MATCH という，2700万ドル（米ドル）を投じて行われた研究プロジェクトでは，治療を受けた3群ではいずれも有意な改善がみられたものの，群間には有意な変化を見いださなかった (Project MATCH Research Group)。

ほとんどの治療技法の間の違いは，アウトカムを予測するのに決定的な要因ではないことが示唆されるのと同時に，治療関係や治療がクライアントと治療同盟を築く能力の重要性を示すエビデンスは増えてきている (Lambert, 1992)。洞察に関する本章は，伝統的であると同時に新しく出現しつつある心理療法の原理をもとに書かれている。効果的な介入を概念化して実施するための新奇のアプローチは，昔からあるクライアント中心療法の知恵に収斂されるものでもある。こうした新しい統合的な実践についてのパラダイムはヒューマニスティックな基礎を持っており，暴力行為の既往があり，そのリスクの高い人をいかに理解して介入を提供するかについては，いくつかの重要な示唆がある。

さらに強調されてもいいと思うのは，心理療法の適用に対しては，楽観的になるに足るだけのエビデンスはあるものの，心理療法や行動学的介入にも限界はある。器質的な障害や重篤な人格障害の病理がある場合は，ここに示されているアプローチは禁忌である。また，クライアントがその時提示している状態像によっても同様である（例えば，重度の中毒状態）。

後に提案するように，病識というのは有り無しの2分法的な捉え方ではなく，連続線上に存在するものとして捉えるのが一番良いと思われる。この連続帯の幅は絶対的なものではなく，個人によって異なる。自己認識したり，洞察したりするという個人の能力は，各ケースにおいてどのくらいのスパン

で洞察の連続帯が存在しているのかを示す重要な決定因子である。例えば，知的に低機能でかつ反社会性人格障害を持つ人は，知的機能がもっと保たれ，悲嘆したり，後悔したりする能力のある者と比べて，洞察に至る可能性は低いと思われる。我々は，対人関係要因，とりわけ治療関係は，自己認識のありかたを形成し，行動に肯定的変化をもたらす責任を担うための決断のかたさと準備性を形づくるのに重要であると考えている。

洞察：その構成概念
　本人が自分や自分をとりまく世界の意味をどうとるかにアクセスし，理解するのは不可欠な臨床的スキルである。特にリスク・アセスメントや暴力傾向のある個人に介入するときには重要である。知的な障害や器質的な問題や重篤な人格病理がある場合でも，援助の過程では，クライアントの認知-感情的な能力をいかに動員して肯定的変化をひき起こすかが課題となる。
　「洞察」は多様な方法で定義することが出来，客観的な基準を持って定義することも可能である。しかし我々が提案するのは，カウンセリングやセラピーにおいて使用する操作的定義としては限界をもっているということである。究極的には，洞察というのは1人の人（治療者）が別の人（クライアント）について下す判断なのである。それは私（援助者）が，クライアントが何かについて「自分のやり方」，すなわち，自分が正しいとかまっとうであると考えるやり方で，どの程度捉えているかを測定することであろうか？そのようなアプローチによれば，その人が治療者の認識や考え方に一致するかたちで自分の行動について話すならば，その人には洞察があると言うことになる。さもなければ，洞察が欠如していることになるのである。
　クライアントが自分の行動についての「洞察が欠如している」と言ったり，「洞察に乏しい」と言うとき，それは何を意味しているのであろうか。それは，行動の意味や動機について理解する能力がないことを意味しているのかもしれない。あるいは，教育や直面化などの多様な方法によって解決できる認識の欠如のことを指しているのかもしれない。援助のプロセスでは，

洞察の欠如と呼ばれているものを，クライアントと治療者の間の不一致または見解の相違として捉えることが極めて大切である。

　治療的には，問題は単純にクライアントに洞察が<u>あるかどうか</u>（すなわち，自分の体験や行動について合理的な意味づけをしようとしているかどうか）ということではなく，クライアントが自分の体験という文脈の中で<u>どのようにして自分の行動の意味を見つけるか</u>ということである。課題は，クライアントが当初どのように内的論理で行動したか（つまり，患者の主観的「洞察」）を明らかにし，理解することである。その後に患者と一緒になって，患者の目標に到達するために，より適応的で効果的な行動を整えていくことに取り組むのである。

　洞察というのは，本人が持っている能力としてアセスメントしてもよい。さらに洞察は，固定化した性質というよりは，様々な影響を受ける変動する状態の1つとして捉えても良い。援助プロセスの中でのタスクは，意図的に動的に，クライアントの自己理解に影響するような戦略をひき，患者が肯定的変化をしたくなるように持っていくことである。

原則：暴力のリスクを抱えた人に変化を引き起こす働きかけ

　そこで，治療的タスクとしては，その人が自分の暴力のリスクに対して洞察があるかどうかを「推測する」よりは（勿論それも大切ではあるが），むしろ，本人が自分の体験の文脈の中でいかにしてその行動を理解しているかを理解しようとすることである。治療的プロジェクトは，行為者及びその他の人にとってより悪影響の少ない行動を目指しており，かつ，本人がより長期的な目標に到達できるようにするのに効果的な行動を目指している。治療関係のタスクは，その目的にむけて変化のプロセスを促すことである。

　このタスクを行うにあたって有用性の高い3つの介入アプローチは以下の通りである。(1) 変化のステージ理論，(2) 動機付け面接法，(3) 治療同盟の構築。このようなアプローチをとることの目標は，(1) 非適応的行動についてのクライアントの気付きを最適にする，(2) 他にも選択肢が存在し，変

化する可能性があることへの信念を育てる，(3) 信頼と肯定感を確立する，ことである。

変化の理論

　変化することから利益が得られるとおぼしき人々であっても，行動を変えることについての可能性や必要性，メリットについて多様な見解があるというのは革新的な考え方ではない。変化のステージ理論 (Prochaska & DiClemente, 1984) は，理解しやすく取り入れやすいやり方で，クライアントの進歩を記載する方法を提供する。このモデルはいくつかの変化のステージを提案している。前熟考期，熟考期，決断，行動期，維持期そして再発であり，それぞれのステージの特徴も説明している。その人の変化の段階を同定することにより，その人が次の段階へと進むのを援助するような介入を行うことが可能になる。この意味で，変化のステージ理論は，順を追って達成を強化していくことの重要性を強調している今日の考え方と一致しているといえる。その上，このモデルでは，各ステップは前のステップから進展し，その上に積み上げられていくものとして捉えられている。

　この本来発見的な変化のパラダイムは，禁煙研究から生まれ，かつて喫煙していた人々からの行動変化のプロセスについての主観的説明をもとにしている (Prochaska & DiClemente, 1984)。それ以来，このモデルは，広い意味での変化，特に，変化のプロセスが意図的に援助される方法を理解するためのパラダイムとしての地位を獲得したのである。

　最初のステージ，前熟考期では，個人は，ある行動の実際的，潜在的帰結に思いを馳せることなく，その行動自体を目的として行動する。鍵となる介入タスクは，クライアントが両価的になるのを促すことである。つまり，両面をみることが出来るよう援助するのである。行動の良い面だけでなく，それほど良くない面についても見られるように援助する。

　熟考期では，個人はその行動の利点だけでなく，不利な点についての理解が益々進んでくる。援助者は，この段階で典型的には両価的になっているク

ライアントが，変化や行動を起こす準備の必要性を認識する方向へ働きかける。

　<u>決断／準備期</u>には，本人は変化をすることの価値を認めており，いかにして変化を成し遂げたらいいのかについて探ったり，考えたりし始める。治療者は変化の価値を強化するだけでなく，変化の可能性があること，そして現実的な戦略が必要なことを強化する。

　<u>行動期</u>は，本人がこれまでとってきた非適応的な行動を止め，その代わりに新しいパターンを身につけようとする段階である。クライアントは「いかにして～するか」にとらわれている傾向があり，治療者は積極的変化に関連した実際的問題に対して支持的な立場をとる。

　そのうちに，積極的な変化がうまく行き，クライアントは自分が変容するために頑張ってきた作業が，新しいパターンの確立につながったと感じる時期がやってくる。これはクライアントが，変化の<u>維持期</u>に入ったことを示す合図である。臨床家は再び，治療目標とタスクを，クライアントの自己効力感を高める方向にシフトする必要があり，クライアントが昔の問題行動を再発させないよう援助し回避させなくてはならない。

　<u>再発</u>は変化のプロセスに常に伴うリスクであり，いつ起きても不思議はない。実際に再発が起きてしまったときのリスクは，自分には持続的な変化を成し遂げる能力があるという本人の信念に傷をつけてしまうことである。治療者は，再発がクライアントを強くする学習の機会を与えてくれるのであり，次回の成功を長く維持するための情報を提供してくれる機会と捉えられるように援助する。

動機付け面接法

　動機付け面接法は上記の変化のステージ理論を補足するものである。支持的精神療法の考え方をとりいれつつ，動機付けを特性ではなく，対人関係プロセスによって影響を与えることのできる状態であるとみなす（Miller & Rollonick, 1991）。このアプローチでは，援助者が共感を示し，攻撃的直面

化を避けることを奨励することによって，動機付けを益々高めつつあるクライアントの中に肯定感を生み出すようにする。ここでもまた，共感的アプローチでは，ある種の個人に対しては限界があることに気づかれるであろう。にもかかわらず，動機付けアプローチは，敬意を表する人間的な援助倫理と極めて一致しており，クライアントもまた意思を持った存在であり，過去や未来の制約にもかかわらず，引き続き選択したり決断したりしなければならないのだという認識に基づいている。

　このモデルは，明快に案出された方法論であり，教育が可能で，広範な臨床現場で援用可能であることが示されている。この中には，行動上の問題を抱えた者が多数を占める現場も含まれている。怒りへの傾性を持つ者だけでなく，過去の行動パターンを変えて新しい能力を育てることの利点に対して両価的な感情を抱いている人に特に有用であると思われる（Miller & Rollnick, 1991 ; Rollnick, Mason, & Butler, 1999 ; Project MATCH Research Group, 1998）。

　変化のステージ理論の枠組みを使うと，変化は時間をかけて段階を追って起こるものであるという見方をすることができる。変化する決断をする前に行うべきタスクは，変化の必要性だけでなく，その変化を成し遂げる可能性についても，その人の気付きを高められるよう援助することである。その努力の中で必要なのは，クライアントが変化の重要性についての意識を高め，同時に，「私にも出来る」という十分な自信の感覚が持てるように援助することである。動機付け面接法は，援助者とクライアントの間の相互作用を形づくる次の5つの鍵となる原則に依拠している（Miller & Rollnick, 1991）

1. 共感を示す（受容は変化を促進する。クライアントが両価的なのは自然なことである）
2. 乖離を引き起こす（現在の行動と望んでいる目標との間のギャップに気づくことは変化を動機付ける）
3. 言い争いを避ける（言い争いは，防衛を引き出してしまうので逆効果である。レッテルを貼る必要はない）

4. 抵抗を手玉にとる（抵抗というのは戦略を変えろという合図である。勢いを保ち，焦点をシフトする）
5. 自己効力感をサポートする（変化できるという信念は必要不可欠である。変化はクライアントの選択であり責任である。他の選択肢もある）

このアプローチには，援助者がクライアントに対して，動機付けを高めるように対応するのに使うことの出来る具体的な戦略やスキルが詳しく説明されている。目的は，変化に必要な先行条件としての準備性，重要性，自信をクライアントの中に高めることにある。

治療同盟

クライアントの洞察と気付きを高めるためのこのアプローチの3つめの要素は治療同盟である。治療同盟の目的である「行動的・認知的変化をもたらすこと」は，治療を協働で行う探索的事業であると概念化するパラダイムの一部である。洞察というのは，必ずしも主たる要素というわけではないが，しばしばこのプロセスの本質的な部分である。洞察は恐らく必要でも十分でもなく，クライアントが非適応的な思考パターンや行動を避けて，この世でもっと効果的な行動方法を身につけることを目的とするようなケアの考え方で置き換えても良いかもしれない。

Bordin (1979) が着想したように，作業同盟の概念は，クライアントと治療者の間の絆と，治療目標と，何をしたらその目標を達成することが出来るかについての共有された明解な理解から構成される。治療の実際の作業は最初に目標とタスクについて確立するところから始まる。治療が進むにつれて，認知－感情面の課題や探索が行われ，治療同盟も進展する。治療の初期に治療者は，クライアントとの間に強い絆をつくるために，懸命に共感し，クライアントの感情を認めるようにする。洞察は，クライアントと治療者の間で協働して構築されていくのである。このプロセスの有効性を測定するには，変化を必要としている行動的・環境的要因についての自覚に変化が見られたか，そしてそうした目標を達成するために有効な力をどのくらい身につ

けたかに関する測定を含めるべきである。

　治療初期には，さらに，引き続いて取り組む作業に対する協働的な焦点を確立することも含まれる。たとえば，臨床家は，衝動性を減少させるための行動学的戦略を使うことにするであろう。ターゲットにした衝動的行動に対して行動分析を行うことで，ターゲット行動の引き金となる出来事や先行条件を解明し，同時に，そうした衝動行動をコントロールできるようになった暁にはどうなるかについても確認するだろう。苦悩耐性，対人関係の有効性，情動の同定（訳者注：自分が何を感じているかに気づくこと），感情調節における障害については，スキル・トレーニングを通して取り扱う（Linehan, 1993）。衝動性に影響している物質使用についても，行動分析と再発予防戦略によって扱うことになるだろう。加えて，情動面に焦点をあてた戦略（Greenberg, Rice, & Elliott, 1993；Korman & Greenberg, 1996）を用いて，感情の衝動的・反応的表現の背景にある第一次的な情動体験を同定し，表現できるようになるよう援助することになるだろう。例えば，フォーカシングによる介入（Gendlin, 1996）をとりいれて，しばしば二次的な反応性激怒やDVに先行する第一次的な恥または恐怖の感情体験に注意を払い，象徴化する能力を伸ばすことが出来るだろう（Dutton & Golant, 1995参照）。

　援助のタスクを容易にする要因もあれば，困難にする要因もある。カウンセリング文脈を安全で，秘密の守られる環境にするのを阻むような要因が存在する場合，クライアントは恐らく，人聞きの悪いような事実や体験について話したり，探ったりしたがらないだろう。自分のケアをする立場の人々から認められ，尊重されているとクライアントが感じることが出来ないなら，効果的なカウンセリングを実施するための状況は整わないだろう。しかしながら，このような治療プロセスの問題というのは，治療にそもそも内在している。問題はあるかないかという2分される状態ではなく，むしろ，連続線上に存在し，そこには変化のプロセスを促進する要因も混乱させる要因もある。それ故，援助プロセスに構造的問題があるとおぼしきときでも（例え

ば，クライアントが投獄されている），援助は不可能ではなく，ただより困難というだけである。

　実際，こうした要因は十分条件ではないとしても，治療的変化をもたらすには必要らしいこと，しかも，クライアントが援助者に対して感情的な基盤のある関係を築けない場合には，治療結果があまり芳しくない傾向を示すエビデンスがある（Gastin, 1990）。防衛的スタイルや懐柔的なスタイルだけでなく内省の回避は，カウンセリングで効果の見られないクライアントに特徴的であるため，治療導入のために用いられる導入戦略は，洞察や自己認識に取り組む際には特に重要である。この章で解説された3つの焦点とは以下の通りである。1．変化を特定の段階からなるプロセスであると捉えること。それぞれの段階が中核的な治療課題を持つ。2．クライアントの変化への準備性を高め，治療関係を育むために動機付けの視点を使う。3．良い結果に関連している支持的要因，学習要因，行動要因に基づく介入の枠組みを援助者に提供する。

参考文献

Bordin, E. S. (1979). The generalizability of the psychoanalytic concept of the working alliance. *Psychotherapy: Theory, research and practice, 16*, 252-260.

Dutton, D. G., & Golant, S. K. (1995). *The batterer: A psychological profile*. New York: Basic Books.

Gaston, L. (1990). The concept of the alliance and its role in psychotherapy: Theoretical and empirical considerations. *Psychotherapy, 27*, 143-153.

Gendlin, E. T. (1996). *Focusing-oriented psychotherapy: A manual of the experiential method*. New York: Guilford.

Greenberg, L. S., Rice, L. N., & Elliott, R. (1993). *Facilitating emotional change: The moment by moment process*. New York: Guilford Press.

Korman, L. M., & Greenberg, L. S. (1996). Emotion and therapeutic change. In J. Panksepp (Ed.), *Advances in biological psychiatry* (vol. II) (pp. 1-22). Greenwich, CT: JAI Press.

Lambert, M. J. (1992). Psychotherapy outcome research: Implications for integrative and eclectic therapists. In J. C. Norcross, & M. R. Goldfried (Eds.), *Handbook of psychotherapy integration* (pp. 94-129). New York: Basic Books.

Linehan, M. M. (1993). Cognitive-*behavioral treatment of borderline personality disorder*. New York: Guilford.

*Miller, W. R., & Miller, S. (1991). *Motivational interviewing: Preparing people to change addictive behavior*. New York: Guilford.

Prochaska, J. O., & DiClemente, C. C. (1984). The transtheoretical approach: Crossing traditional boundaries of therapy. Homewood, IL: Dow Jones/Irwin.

Project MATCH Research Group. (1997). Match alcoholism treatments to client heterogeneity: Project MATCH post-treatment outcomes. *Journal of Studies in Alcohol, 58*, 7-29.

Project MATCH Research Group (1998). Matching alcoholism treatments to client heterogeneity: Project MATCH three-year outcomes. *Alcoholism: Clinical and Experimental Research, 22*, 1300-1311.

Rollnick, S., Mason, P., & Butler, C. (1999). *Health behaviour change: A guide for practitioners*. London, UK: Churchill Livingstone.

―――
*ウィリアム・R・ミラー, ステファン・ロルニック（松島義博, 後藤恵訳）：動機づけ面接法 基礎・実践編. 星和書店, 東京, 2007.

C2章

態度を変化させる：肯定的で持続する変化をもたらす

Rüdiger Müller-Isberner

HCR-20 項目解説

項目C2「否定的態度」は，向犯罪的，反社会的で，他者，ルール，社会機関や施設，法律その他の権威に対する否定的態度の比較的安定したパターンを指す。その個人が，将来に対してどの程度，楽観的または悲観的な見方をしているかの判断を含めても良い。

何をアセスメントすべきか？

否定的態度というのは個人のパーソナリティのこともあるが，精神障害や人格障害の一側面として表れることもある。否定的態度のアセスメントには，反社会的な態度，信念，価値を探ることも含まれる。このようなやり方で評価を実施すると，しばしば，その個人の自己中心的な世界観が明らかになる。その態度は，要約すると「自分にとっていいものはいい。おしまい」とでも言おうか。他者の権利に対する根本的な軽視傾向があるように思われる。これに相伴って，他者の価値観，行動，気持ち，思考，視点，願望を理解し配慮する能力が欠如している。典型的に他者に対しては，主にどのくらい利用価値があるか，そして寄生的に搾取する対象になるかどうかという観点から捉える。

反社会的態度と向犯罪的思考には，典型的なスキル欠損が伴う。最も重要なのは，分別のある社会的に受け入れられる計画を立て，長期的な結果を考慮するという能力の無さである。特に憂慮すべきは，異なる選択肢に伴う多様なリスクを比較考慮することなく決断を下す傾向かもしれない。

否定的態度の基盤にあるのは，しばしば，短絡的，現在指向で印象主義的

な反社会的思考に由来する判断である．反社会的思考は傾向として，具体的，非論理的，硬直化して柔軟性を欠き，独善的で時に非合理的である．通常，曖昧さに対する耐性は低い．向犯罪的態度は，事実の歪曲や，責めや責任を外在化することから示唆されるかもしれない．それはしばしば，犯罪行動の軽視や否認にすらつながることがある．こうした反応が暗に示しているのは，問題に対する硬直化した反応であり，他の向社会的な反応の選択肢はほとんど一顧だにされていないことである．

　否定的態度は，将来に対する根本的に悲観的な見方で示されることがある．表現としては，気分変調，敵意思考，絶望感（「自分は嫌われている……迫害されている……自分はだまされる．自分は無価値だ，生きていることに意味はない，自分は失敗するだろう．自分は落伍者だ……」）などがある．

　この否定的，悲観的な世界観には，敵意に満ちた世界から搾取され酷い扱いを受けている「一匹狼」であるという自己概念が伴っていることがある．この世におけるモットーは「食うか食われるか．全ては勝者がいただく」である．このような見解をもってすれば，ルールを破ることは普通であるし，必要なことでもあるという考えを正当化するのに役立つ．「攻撃しなければ自分が被害者になってしまう」という考えを強化するのである．また，そのようなタイプの思考をしていると，（男性の場合）女性を侮辱するような態度に出たり，人種的，文化的マイノリティーに対して侮辱的な態度に出るのはほとんど疑いようもない．

　将来について楽観的に表現するときには，その内容が現実的かどうかを慎重に評価しなくてはならない．臨床家は自己中心的で誇大的なビジョンを，日々の問題に対する具体的で，取り組み可能なアプローチへと方向転換し，構成し直すのに苦労することもあるだろう．

いかにして否定的態度を変化させるか？

　犯罪者の否定的態度を変化させようと努める場合，彼らが極めて不均質な

集団に属していることを考慮に入れなければならない。治療は，個人の特徴や限界を認識している範囲において有効である。下位集団が異なれば，標準的な治療アプローチから利するための能力も異なるだろう。精神障害，人格障害，嗜癖に関連した障害を正確に診断する必要がある。精密な評価は，否定的態度を変えるためにどのようなアプローチを選ぶのかに影響を与える。主診断が精神発達遅滞の患者や知的能力の低い患者は，伝統的な認知行動療法的治療プログラムに対処し，そこから学ぶのに極めて困難を覚えることがある。同じことは慢性的に精神病性症状のある患者についてもいえる。精神障害や人格障害を持つ人は通常，複数の困難を抱えているので，全ての障害を同定する必要がある。併存障害は否定的態度を変えようとする試みを顕著に複雑化してしまうことがある。

反社会的態度は，犯罪者人口においては，再犯に強く関連する動的リスク要因である (Andrews & Bonta, 1998)。介入なしには，長期に亘って安定した態度であり，揺らぎはごく少ない。しかしながら，介入によって変化をもたらすことは可能で，特に認知行動的なアプローチが有効である。態度というのは，治療のターゲットとして適切である。というのも，犯罪行為との関連が示されているからである。結果として，現在の犯罪者リハビリテーション・プログラムにおいては，反社会的態度に基づく反社会的思考が，主たる治療ターゲットとなっている (例えば, Ross & Fabiano, 1985 の Reasoning and Rehabilitation Program を参照のこと)。

反社会的態度に取り組むということはつまり個人の他者に対する思考や感情のスタイルを変化させようと試みるということである。この中には，反社会的な仲間との関わりを減らし，反犯罪的役割モデルとの同一化を促すことも含まれる。危険な状況はたしかに存在するが，そういった状況を認識できるようにならなければならないことを学ぶ。引き金となるような出来事に対処するためには，よく練習をしてある特定の計画を思いのままに実施できるようになっていなくてはならない (Andrews, 1995)。

治療は創造的思考を伸ばすことで，肯定的態度を増やしていかなければな

らない。概念の硬直性と闘い，問題に対して他の選択肢を考慮したり，反社会的ではなく向社会的なやり方で反応することが出来るようにする。さらには，社会的な視点を持ち，他者の思考，視点，気持ちを考慮する能力を伸ばす必要がある。個人が自己中心的な世界観から，他者のニーズを配慮する自分へと移行していくときには，援助が必要になる。

　反社会的態度と対峙する努力は，応答性の原則に則って行った方がうまく行く（Andrews et al., 1990）。これはつまり，こうした態度を変化させるためのアプローチは，リスクを抱えている個人の学習スタイルに合ったかたちで提供されなければならないということである。特定の障害に起因する特定の限界についても考慮に入れなくてはならない。サービス提供に最適の様式は，行動学的様式である。モデリング，段階的練習，ロール・プレイ，強化，消去，資源提供，具体的な言語的提案，認知再体制化といった認知行動学的で社会学習理論に基づく技法が使われる（Andrews, 1995）。

　行動変容についての初期の確立された原理（例えば，Ulrich, Stachnik, & Mabry, 1970；Skinner, 1953 を参照のこと）は，入院病棟，矯正プログラム，そして地域内で適用するための潜在的価値が高い。こうした原理は，比較的簡単に患者や受刑者その他の者に伝えることができる。行動は持続的に強化され続けなくても，しっかりと確立することができるという事実を理解してもらうことができる。間歇強化を行うことで，極めて持続性の高い，消去しにくい行動を確立することができる。そしてさらに，何が行動を強化するのかは，時間と状況によって変わることがあるという考えを取り入れられるよう援助することができる。患者や仮釈放者，その他の者でも，一見して「非論理的」で自分に不利な行為でも分析してみると完全に合理的な説明が可能である（例えば，Tharp & Wetzel, 1969）という比較的複雑な考え方について，専門家はだしの理解をするようになることもある。学習に基づく戦略の例としては，反社会的態度や行動を是認するのを拒み（タイムアウトや話し合いに応じない），向社会的な行動や態度を強化することなどがある。向社会的行動や態度の強化という文脈でなら，時間随伴性の契約やトーク

ン・エコノミー法を補助として使っても良い。

　学習原理はロール・プレイ演習においても適用される。病棟内や生活棟で生じる葛藤状況をロール・プレイの中で繰り返しても良いだろう。葛藤に際してどのような他の戦略を使ってアプローチ出来るのかを，ロール・プレイの中で見つけたり，練習したりすることが出来る。そのあとで，「現実世界」の状況にその新しいスキルを適用してみることで広げていくことができる。

　態度や行動の変化を目的とするプログラムにおいては，モデリングは重要な考慮事項である。病棟や生活棟に向社会的な環境を促進するのに利用することができる。そういうわけであるから，治療者たちは，自分たちの一挙手一投足が観察されていることをつねに意識していた方が良い。実際のところ，アセスメントされている側というのは，専門家の行為を評価する独自の方法というのを持っているものである。そういう能力はしばしばよく研ぎ澄まされている (Yochelson & Samenow, 1976)。

　十分な治療反応性を得るためには，スタッフの権威が重要である。スタッフは，オープンで，情熱的で，面倒をみてくれる一方で，指示遵守を強化し，反犯罪的行為のモデルとなり，向社会的なパターンの利点を体現するような存在でなくてはならない。家庭，学校，職場においても反犯罪的行動に対して報酬のレベルが上がるような明確な問題解決が必要である (Andrews, 1995)。

否定的態度の変化を測定する

　潜在的に危険な犯罪者や患者において，反社会的な態度や信念や価値観の変化をアセスメントするときは，慎重かつ懐疑的である方が良い。何ごとも額面通りに受け取るべきではない。態度における変化には2通りの測定方法がある。本人の言うことと，本人の行動の仕方である。面接時あるいは自記式質問紙（例えば，Psychological Inventory of Criminal Thinking Styles, PICTS；Walters, 1995 a,b）に表現された向社会的な態度には，安定的な向社会的行動への変化が伴っている必要がある。特別にハイリスクの犯罪者に

ついての意見は，観察された行動とスタッフからの報告に基づくべきである。面接時に得られた情報の価値は認識するにしても，やはり観察された行動の方が面接時に得られる情報よりも，態度の測定には妥当性が高いのである。反社会的な態度，信念，価値観があると，他者との間に典型的な社会的相互作用が生じやすい。このような行動パターンの変化は，背景にある態度に生じた変化を反映している可能性がある。

入院・入所施設においては，特定の人物がスタッフや仲間と相互作用しているところを見ていれば，簡単に態度の観察をすることができる。反社会性の強い仲間から積極的に離れて，より向社会的な人と関わるようになればそれはよいサインである。患者がスタッフにどのように接するかを指標にした注意深い観察と変化の記録は，極めて重要である。評価者は，臨床家に対する行動と，他のスタッフに対する行動との間に乖離がないかに注意を払うべきである。最後になるが，肯定的変化のサインの中には，例えば，これまで明かされてこなかった犯罪の告白，将来に向けた現実的ステップを考え出す，そして他の人の権利や気持ちに対する真剣で自発的な配慮を示すことなどが含まれる。

参考文献

Andrews, D. (1995). The psychology of criminal conduct and clinical criminology. In L. Stewart, L. Stermac, & C. D. Webster (Eds.), *Clinical criminology: Towards effective correctional treatment* (pp. 130-150). Toronto: Correctional Service of Canada.

Andrews, D. A., & Bonta, J. L. (1998). The psychology of criminal conduct (2nd ed.). Cincinnati, OH: Anderson.

Andrews, D. A., Zinger, I., Hoge, R. D., Bonta, J. L., Gendreau, P., & Cullen, F. T. (1990). Does correctional treatment work? A clinically relevant and psychologically informed meta-analysis. *Criminology, 28*, 369-404.

Ross, R. R., & Fabiano, E. (1985). *Time to think: A cognitive model of delinquency prevention and offender rehabilitation.* Johnson City, TN: Institute of Social Sciences and Arts, Inc.

Skinner, B. F. (1953). *Science and human behavior.* New York: Free Press.

Tharp, R. G., & Wetzel, R. J. (1969). *Behavior modification in the natural environment.* New York: Academic Press.

Ulrich, R., Stachnik, T. S., & Mabry, J. (Eds.). (1970). *Control of human behavior: From cure to prevention* (vol. 2). Glenview, IL: Scott, Foresman, and Company.

Walters, G. D. (1995a). The Psychological Inventory of Criminal Thinking Styles (PICTS). Part I: Reliability and preliminary validity. *Criminal Justice and Behavior, 22*, 307-325.

Walters, G. D. (1995b). The Psychological Inventory of Criminal Thinking Styles (PICTS). Part II: Identifying response sets. *Criminal Justice and Behavior, 22*, 437-445.

Yochelson, S., & Samenow, S. E. (1976). *The criminal personality.* New York: Aronson.

C3章

症状をマネージメントする

Julio Arboleda-Flórez & Christopher D. Webster

HCR-20 項目解説

　HCR-20の項目C3の「主要精神疾患の活発な症状」は，臨床評価者に対して，現在の精神医学的な症状の程度と深刻さを検討するよう促している項目である。一般的に言えば，あらゆる種類の精神障害と暴力の間に推定される関連性を過剰評価している傾向があるというのが，おそらく公平な見方ではあるが，アルコールや薬物乱用などを含む精神障害の現在の症状を考慮に入れなければならないというのがHCR-20の著者らの見解である。

　精神や人格に深刻な障害をもつ人たちは，十把一絡げにして，予測不能で暴力に至りやすいという偏見がもたれている。精神疾患と暴力との間に強い因果関係があるということを示す大規模な統計学的研究による確実なエビデンスはないが，日常の臨床経験からすれば，ある患者が他の患者よりも明らかに暴力的な傾向があるということは事実であろう。とくに物質障害を併発している患者では，暴力的に行動するリスクが相当高くなることが確かめられている（Steadman et al., 1995）。このような人たちはリハビリテーション・プログラムを利用する機会を得にくいという致命的な問題に直面している（McFarland & Blair, 1995）。このような一般的な現状は，立法者や政策立案者らからは看過されている。現在，多くの国々で，精神障害や人格障害の症状を呈し，時折，深刻な暴力を引き起こしてしまう人たちに特化した強制的なプログラムが立ち上げられる傾向がかなり強くなっている。このような新しい法律や政策によって，そのような人たちを以前よりもずっと容易に収監したり監督したりすることが可能となったのである。社会復帰の理念を強調し，地域支援からのバックアップを受けるなど，近年の治療システムに

補完されているものは (Wallace, Liberman, Mackain, Blackwell, & Eckman, 1992)，人に脅威を与えるというよりも人をイライラさせたりするような行動をする人たちや，人に危害を加えるというよりも迷惑をかけるような行動をする人たちに，適用される傾向が強まっている。問題となっている兆候や症状が，単に短期間地域社会の調和を乱す程度のものであるにせよ，あるいは紛れもなく持続的に生命に脅威を与えるようなものであるにせよ，適宜，専門家的な技術を施すことで，問題を抱えた個人や社会全体の双方に有益な結果をもたらしうることは間違いないと思われる。

なぜ症状が重要なのか？

　この章では，基本的なリスク・アセスメントを行う際には，専門家の十分な注意が，精神障害や人格障害の症状を明確にしていくことに払われているものと仮定している。少なくとも2つの理由で，臨床家がHCR-20やそれに類似した手法を用いる場合，それは興味深い話題といえる。まず第1に，リスク・アセスメントの問題は，リスク・マネージメントの問題に直接つながっているからである。第2に，少なくとも，ときに専門家は，彼ら自身が病院，刑務所，地域社会で，自らの患者の暴力の被害者となる可能性があるからである (Fransson, 2000)。

症状を定義づける

　どんな理由であれ，ある人物が，一旦，精神保健，司法または矯正システムに委ねられると，その「先頭」に立つ臨床家にとって大きな課題のひとつとなるのは，差し迫った暴力のリスクをアセスメントし，マネージメントすることである。この段階で最大の関心となるのは，潜在的な暴力行動の長期的予測ではなく，次の数分，数時間，数日の間におこる暴力を防止するための策を講じることである。これには，注意深く思慮深く症状をアセスメントしていく一方，スキルのレパートリーも増やしていかなければならない。このようなアセスメントは，自傷や他害の可能性の両者に配慮して行わなけれ

ばならないが，広い意味での医療，社会，文化の文脈の中で位置づけられなければならない。このような事柄に対して，どのようにアプローチするのが最良であるのかについては非常に多くのことが知られているが（Bellack, Mueser, Gingerich, & Agresta, 1997），実際の日々の臨床場面では，現在の症状を，前向きな変化を発展させ，その変化を測定するための重要な出発点として捉えられることもなく，事実上忘れ去られていることにしばしば愕然とする（Anthony, Cohen, & Farkas, 1990；Webster, Douglas, Belfrage, & Link, 2000）。Bellack et al. (1997) が，「介入の効果を判断したり，継続的な治療の必要性やトレーニング・プログラム（例えば，もし効果が出ない場合）の修正の必要性を評価したりするために，治療中あるいは治療後に，再度アセスメントが行われるべきであると強く感じる（p.21）」と述べているように，彼らの意見には大いに首肯させられる。そのようなモニタリングもせずに，治療努力は無駄である（例えば，Hilton & Simmons, 1999）とする見解がしばし散見されるのには驚かされる。

変化を記録する

　典型的なワーキング・グループを構成しているようなさまざまな分野の専門家たちは，施設内であろうと地域社会内であろうとも，症状を同定したり，ある程度まで症状を変化させたりするだけでなく，その成果を明確に示せなくてはならない。このような成果を示すことで，同僚の専門家たちや関係者にとって計り知れない価値がもたらされ，クライアント，患者，受刑者，仮出所者には変化を継続させるための大きな原動力となる。鍵となる症状や症状群を形成しているものが何かについてコンセンサスを得ようと努力することが，革新的で，効果的で，再現可能な介入方法を確立する長い道のりとなると考えている。援助者になろうとする人たちが，症状の意味や役割について認識できるようになるまでには徐々に進歩する必要がある。もちろん，これは患者自身も多くの知識を持っている場合の話である。この点は，統合失調症に罹患している側の立場に立って，Frese (1997) が見事に論じ

ている。Miller & Flack (1990) の言葉を引用し，Frese は，以下のように述べている。「社会的な相互関係の中で我々のような統合失調症に罹患している者を観察し，健常者と比較する場合，彼らにしてみれば，我々は話をしている相手を見ない傾向があると思っている。もちろん，我々の側から言わせれば，それにはちゃんとした理由がある。我々は，もともと気が散りやすく，話をしている時に相手を見ると，顔の表情の反応が目に入ってしまい，自分がいったい何を話しているのか集中できなくなってしまうのだ。こうなると，当然，会話をしている相手を非常にまごつかせることになってしまう。健常者は，誰かと話しているときに，相互交流のサインを期待する。我々はこの期待されているやり方でしばしば応じないために，彼らを混乱させてしまうのだ」(pp.148-149)。

現実的な期待

　症状に対する見解が一致し，それが明確にされたとしても，それらを急速に消褪させることを期待するのは現実的ではない。長所となるスキル面により一層注目しないかぎり，望ましくない症状というのは，そう簡単に解消できるものではない。スキルを身につけることは，これまでの経験を問題であると自覚したり，望ましくない行動を改善したりすることと同等かそれ以上に難しい課題である。薬物を適切に処方し，それを注意深くモニターすれば，かなり多様な精神障害の症状を緩和できることは，今や異論のないところである (Eaves, Tien, & Wilson, 2000 参照)。必要な条件が整い，十分なコンプライアンスが得られるならば，どの薬物療法がどのような症状に持続的な効果があるのかについては最新の総説が豊富にある (Conacher, 1997)。しかし，生活上の複雑な問題がもっぱら処方箋によってのみ修正されるものであるというような誤解がなかなか消えないことは残念なことである。薬物療法に長けた経験ある精神科医は，その限界を知っている。彼らはまた，薬物療法が，個人の身体的状況や社会環境を考慮した上で，どのように作用するのかを考えることが重要であることも理解している。まさに同じことが，

他の介入についても言える。診察室で週1回のセッションをうまく実施したとしても，アルコールや薬物の深刻な乱用を合併している重度の精神障害や人格障害に長期間罹患している者に対しては，劇的な効果を得ることはできないであろう。他の研究者（たとえば Andrew & Bonta, 1998）も述べているように，問題が深刻であればあるほど，それを軽減するための資源も大きなものとなるに違いないのである。

再発を扱う

一旦，症状がマネージメントされ，それにすべての関係者が満足したとしても，将来のある時点で何らかの形で再燃する可能性が生じてくる。再発防止モデルは，精神的な健康を良好に保持することの重要性を精神保健や矯正の職員が理解するのに非常に役立つ。また，1回でもスリップしたり，再燃したり，再発したりすることが，必ずしも危機的な状況が差し迫っていることを警告するものではないことや，実際，それに対して適切に対処できれば，特定のケースで，以前に確立され試された原理を有利に再度試す機会にもなることに気づくであろう。このモデルは，時間の経過や環境の変化によって新たな問題が起こる可能性があることを臨床家やクライアントに一様に思い起こさせてくれるのである。

心理社会的介入プログラム

データによって日々の専門業務の現実の姿が示されるまでには長い時間がかかるものではあるが，心理社会的介入に対する数多くの一般的なアプローチはエビデンスによって支持されている（一般論としては，Stoff, Breiling, & Maser, 1997 を参照）。このことは近年，Mueser & Bond (2000) がまとめている。彼らはアサーティブ・コミュニティ・トリートメント（ACT），雇用支援，家族介入，スキル・トレーニング，症状のセルフ・マネージメント，認知行動療法の症例を提示し，重複診断を受けている者には精神保健と物質乱用治療の統合を提案している。Mueser & Bond が最後に指摘してい

る点は，おそらくは統合失調症に罹患している者は遺伝的に依存性の障害に罹患しやすいということを意味していることになる可能性がある (McEvoy, 2000)。おそらくそれはそうであろうけれども，すでに利用されている優れたデザインのソーシャル・スキルのモジュールを活用することについては，現時点においても，十分な価値があると思われる (Wallace et al., 1992)。

変化への働きかけ

　目に見えるような症状の変化は，クライアントと臨床家の両者がそれに全力を注いで働きかけない限り現れないであろう。「信頼関係」を構築することは，通常は，容易なことではないし，期待すべきではないかもしれない (Freese, 1997, p.146；Skinner & Korman, 本書参照)。治療同盟は目標を宣言することで形成されるものではなく，一見したところわずかではあるが全ての関係者が歩調を合わせて達成していく積み重ねの末のご褒美のような形で形成されるものである。臨床家は余裕が無くなって症状に掻き乱されて，あまりにも安易に，ある者を「困難」な患者と分類してしまう。重い精神疾患，人格障害，物質乱用を抱えて生きることは絶望と考えられがちである。そのような状況においても，Minkoff (1997) が述べているように「患者やその家族に対する絶望に直面したときに，その個人の内面にある資質を見出すことができ，臨床実務において独自に個人と深く濃厚な関わりをもつことを心がけている臨床家」には，ひとつのチャンスが訪れるのである。

参考文献

Andrews, D. A., & Bonta, J. (1998). *The psychology of criminal conduct* (2nd ed). Cincinnati, OH: Anderson Publishing.

Anthony, W., Cohen, M., & Farkas, M. (1990). *Psychiatric rehabilitation.* Boston, MA: Center for Psychiatric Rehabilitation.

Bellack, A. S., Mueser, K. T., Gingerick, S., & Agresta, J. (1997). *Social skills training for schizophrenia: A step-by-step guide.* New

York: Guilford Press.

Conacher, G. N. (1997). Pharmacological approaches to impulsive and aggressive behavior. In C. D. Webster & M. A. Jackson (Eds.), *Impulsivity: Theory, assessment and treatment* (pp. 394-408). New York: Guilford.

Eaves, D., Tien, G., & Wilson, D. (2000). Offenders with major affective disorders. In S. Hodgins & R. Müller-Isberner (Eds.), *Violence, crime, and mentally disordered offenders: Concepts and methods for effective treatment and prevention* (pp. 131-152). Dordrecht, Holland: Kluwer/Academic.

Fransson, G. (2000). Effective treatment strategies for preventing violence on psychiatric wards. In S. Hodgins (Ed.), *Violence among the mentally ill: Effective treatment and management strategies* (pp. 277-288). Dordrecht, Holland: Kluwer/Academic.

Frese, F. J. (1997). Twelve aspects of coping for persons with serious and persistent mental illness. In L. Spaniol, C. Gagne, & M. Kochler (Eds.), *Psychological and social aspects of psychiatric disability* (pp. 145-155). Boston, MA: Center for Psychiatric Rehabilitation.

Hilton, N. Z., & Simmons, J. L. (1999). Adverse effects of poor behavior management of an inpatient's difficult behavior. *Psychiatric Services, 50,* 964-966.

McEvoy, J. P. (2000). Schizophrenia, substance misuse, and smoking. *Current Opinion in Psychology, 13,* 15-19.

McFarland, B. H., & Blair, G. (1995). Delivering comprehensive services to homeless mentally ill offenders. *Psychiatric Services, 46,* 179-181.

Miller, D. R., & Flack, W. F. (1990, August). *A socio-psychological approach to understanding schizophrenia.* Paper presented at the annual convention of the American Psychological Association, Boston, MA.

Minkoff, K. (1997). Resistance of mental health professionals to working with people with serious mental illness. In L. Spaniol, C. Gagne, & M. Koehler (Eds.), *Psychological and social aspects of psychiatric disability* (pp. 334-347). Boston, MA: Center for Psychiatric Rehabilitation.

Mueser, K. T., & Bond, G. R. (2000). Psychosocial treatment approaches for schizophrenia. *Current Opinion in Psychology, 13,* 27-

35.

Steadman, H. J., Mulvey, E. P., Monahan, J., Robbins, P. C., Appelbaum, P. S., Grisso, T., Roth, L. H., & Silver, E. (1998). Violence by people discharged from acute psychiatric inpatient facilities and by others in the same neighborhoods. *Archives of General Psychiatry, 55*, 393-401.

Stoff, D. M., Breiling, J., & Maser, J. D. (Eds.) (1997). *Handbook of antisocial behavior.* New York: Wiley.

Wallace, C. J., Liberman, R. P., MacKain, S. J., Blackwell, G., & Eckman, T. A. (1992). Effectiveness and replicability of modules for teaching social and instrumental skills to the severely mental ill. *American Journal of Psychiatry, 149*, 654-658.

Webster, C. D., Douglas, K. S., Belfrage, H. & Link, B. G. (2000). Capturing change: An approach to managing violence and improving mental health. In S. Hodgins (Ed.), *Violence among the mentally ill: Effective treatment and management strategies* (pp. 119-144). Dordrecht, The Netherlands: Kluwer.

C 4 章

衝動コントロール

Shelley F. McMain & Christine M.A. Courbasson

HCR-20 項目解説

　HCR-20 の C 4 項目は,「気分や一般的なふるまいにおける, 時間, 日, 週単位の劇的な変動」(p.55) を重視した臨床評価である。衝動性は感情, 認知, 行動と関連している。このような行動は予測困難で時に非常に自己破壊的である。

　「衝動性」は, 境界性人格障害, 過食障害, 爆発性障害, 窃盗癖, 抜毛癖, 病的賭博, 物質乱用障害など, 広範囲にわたる精神障害の特徴である。衝動的行動はしばしば, 身体的にも, 対人的にも, 社会的にも否定的な結果と関連している。臨床家は衝動的なクライアントにはほとんど常に困難な問題を経験している。彼らは頻繁に破壊的な行動を行い, しばしば自らの問題を過小評価する。このことは臨床家の無力感を生み, このような人たちに対する治療に絶望感を抱く。この章では, 我々は衝動性の問題を扱う治療的アプローチの鍵となる要素を提示する。これは最新の科学論文に基づいている。ここで紹介する治療戦略の多くは, 包括的行動療法である弁証法的行動療法 Dialectical Behaviour Therapy (DBT；Linehan, 1993 a) に由来する。DBT は境界性人格障害患者のために開発されたものであるが, 広義の衝動性に関連する問題の治療に効果的であると思われる。

衝動性：問題の同定

　行動上, 衝動的な人物というのは落ち着きがなく注意散漫で, せっかちで気ままで, まとまりのない場当たり的な行動様式であるため, 簡単に同定される (Gerbing, Ahadi, & Patton, 1987)。彼らはすぐに一般化したり, 計画

を立てるように要求されるとすぐにいらつきやすく（Buss & Plomin, 1975），意志を持続するのが困難である。彼らは常に新しいものを探し求め，すぐに行動に移し，そしてすぐに興味を失う。要するに，彼らのライフ・スタイルは不安定さによって特徴づけられる（Wishnie, 1977）。

　対人的には，彼らは常に安定的で双方が満足する関係性を築くことが困難である。彼らは過度に繊細で過敏である傾向がある。彼らは批判に耐えるのが困難で，くじかれた自尊感情を暴力や反撃のかたちで応えることにより代償しようとする。このようなことから，今度は，他者から否定的な批判を受けたり，避けられたり，拒絶されたりすることになる。このような特性があるため，彼らは持続的で友好的な関係を築いたり，職場で適切に機能したり，人生から満足感を得たりするのが困難になっている。

衝動性：感情調節の問題

　衝動性の問題点が明白であるような人物について論説してきた多くの臨床家や研究者は，彼らの衝動性の問題を理解するために感情の理論を用いてきた（Farrell & Shaw, 1994；Greenberg & Paivio, 1997；Khantzian, Halliday & McAuliffe, 1990；Khantzian, 1995；Krystal, 1995；Linehan, 1993 a,b；Wishine, 1997）。衝動性は，感情調節能力の欠如と関連したものであるとして広く考えられている。衝動的な人物は典型的に，行動に移したいという衝動や誘惑に耐える能力が欠如しているために，その後に緊張あるいは興奮の感情を伴う。その人が取る衝動的な行動（むちゃ食い，物質乱用，怒りの爆発，暴力，自傷）は感情的な不快感への対処手段となっている。

　弁証法的行動療法（Linehan, 1993 a）の生物社会学的理論によれば，感情調節の問題は機能障害の決定的な側面であると考えられている。Linehanによれば，衝動的行動は（境界性人格障害の特徴を持つ者によって示される他の行動と同様に）生物学的な異常と不適切な環境の相互作用によって形成される。幼少時の不適切な経験の結果として，その人物は，出来事に対する妥当な解釈としてラベリングしたり，覚醒状態を調整したり，感情的な苦悩

に耐えたり，感情的な反応を信頼したりする方法を獲得することに失敗している。この治療のための感情理論が示唆しているのは，クライアントが自分自身を認め，感情的経験に信頼を置き，感情を調節し，気分に依存した行動を減らすことを学ぶのを助けるところに焦点をあてるべきだということである（Linehan, 1993 a）。感情調節の強化を強調することは，他の衝動的問題についても同様に効果的であろう。ここで DBT アプローチのすべてを述べるには紙面が十分でないので，衝動性関連行動のあるクライアントに特に関連する DBT の要素だけ論ずる。

治療のターゲット

過度に破壊的行動のある人々を相手にする治療者がよく陥りがちな間違いは，彼らが行動変容という目標を受け入れていると考えてしまうことである。私の経験からいえば，衝動性の問題を抱えるクライアントの多くは変化することに対して非常に両価的である。このことは，彼らが携わる破壊的行動は，（もしマイナスの副作用がなかったならば）感情の調節に大きな影響力があるという事実とそもそも関係しているのかもしれない。

治療者の最初の任務は治療のターゲットをクライアントと共同で考えることである。目標についての合意がなければ，治療者とクライアント間に生じるフラストレーションと不満の感情によって治療の進展は阻害されるだろう。動機付け面接を用いた戦略は，個人の行動とその目標との間に明らかな相違を生じさせることも本質的に厭わないため，特定の目的への意欲をかきたてるのに非常に効果的である（Miller & Rollnick, 1991）。クライアントは，他人に決められた治療目標よりも，自分自身で決定した治療目標に意欲的になるものである。

治療の目標が決定したあとでも，治療者は介入の焦点を明確にするのにまだ困難を感じるであろう。次のような臨床例をあげてみよう。クライアントは次週の予約をキャンセルし，次のセッションに 20 分遅刻する。そして，先週バーで 15 杯以上の酒を飲み，友人と殴り合いの喧嘩をしたと報告する。

治療者は閉口し，まずどの行動を扱うべきか混乱してしまうのは想像に難くない。しかし，治療のターゲットの優先順位を決めることは，治療者とクライアントが焦点を定めるのに役立つ。

　Linehan (1993 a) は，治療のターゲットは階層的に整理していくことを提案している。各セッションのテーマは前の週のクライアントの行動によって決めるべきである。クライアントが前の週に数々の問題行動を起こしていたら，セッションの焦点はそれらの行動のうち最も優先度の高い問題に当てられるべきである。Linehan (1993 a) の，衝動的なクライアントのための治療のターゲットの階層を拡大すると，以下の優先事項があげられる。(1) 自殺行動もしくは他人の生命を脅かす行動の減少，(2) クライアントと治療者の治療を妨げる行動の減少，(3) 他の衝動行動や治療の質を低下させる行動の減少，である。

治療戦略
　特に衝動行動の治療に関連するものとして主として4つのDBT戦略がある。
１．**衝動行動の行動分析**
　学習理論を基礎とする行動分析は，基本的にターゲットとなる問題行動の構造的で包括的な分析が必要となる。行う作業は，クライアントがその要因（思考，感情，環境的出来事など）と行動の結果を観察し分析するのを援助することである。目標は特定の行動の作用を明らかにすることである。毎日の行動を観察することは，クライアントの気付きを高めることができるだろう。各セッションで，クライアントはその週の中で起こした行動について報告するように促されるべきである。各セッションの問題の焦点に導くために，行動分析が行われ，ターゲットの優先順位が決定される。
２．**苦悩耐性スキル**
　苦悩に耐える能力は，衝動行動を回避するためには不可欠である (Linehan, 1993 b)。クライアントに苦悩に耐える能力を教えることは，行動を通

して感情を追い払うのではなく心理的な不満と付き合うことを学ぶのに役立つ。Linehan (1993b) は，苦悩耐性スキルは，否定的な感情を減らそうとする前に，苦悩の感情が発生していることに気づき，それを受け入れるべきであると強調している。DBT には，気をそらすこと，自分を落ち着かせること，今この瞬間を好転させること，良い点と悪い点を考えること，という4つの苦悩耐性スキルが含まれる。それぞれの戦略についてのより詳細な記述については DBT スキルズ・トレーニング・マニュアル (Linehan, 1993b) を参照されたい。

3．感情調節戦略

　感情というのは，人に適応機能に関する重要な情報を提供するものである (Greenberg & Paivio, 1997)。感情調節の問題を経験した者は，その状況に適した最初の感情にアクセスするのは困難だろう。否定的な感情の体験に反応して衝動的な行動を取る傾向にある人の治療には，3つの特異的 DBT 感情調節スキルが有効であろう（全記載に関しては Linehan, 1993b を参照）。第1に，感情を特定し分類することは，その人が感情的な反応を観察し言語化するのに役立つが，それはクライアントが衝動的行動に気づき，感情的要因をコントロールするのを助けるという点で重要である。治療者は，検証したり，セルフ・モニタリングを促進したりすることを通して，クライアントが感情の状態を正確に描写する力を高めることができる。第2に，現在の感情に対するマインドフルネスを増やすのを教えることは，また感情の調節を高めるために重要である。感情に意識を向けることとは，判断や抑制なしに沸きあがった感情を認め，受け入れることである。Greenberg & Paivio (1997) は，「我々は感情を信頼するために，特別な知識や知性によって操作しなければならない」と説明している (p.25)。感情的知性があれば，人々の衝動的な行動を抑制したり，また無力感に陥らずに感情に耐えることが可能になる。感情の受容を習得する中には，苦悩を軽減するのに役立つ扱いにくい困難な感情への曝露も含まれている。第3に，以前にも述べたとおり，苦悩耐性スキルの発達は，その個人が，衝動的行動を介することなく，怒り

や不安，悲嘆といった感情を上手に扱うことを助けるのに重要である。

4．関係性の戦略

クライアントと治療者の関係の質は，治療の結果にも重要となる。治療者がクライアントを受け入れ，耐え，敬意を払う良好な関係性をもつことは，治療戦略を効果的に実施するにあたって重要である。関係性の受容とは，クライアントの枠組みを照合しながら，その瞬間にクライアントが見たのと同じように見る，ということである (Linehan, 1993 a)。過度に異常行動をとる者の治療にあたることはストレスフルとなり得，治療者に不適切な感情や怒りを湧き上がらせる。治療者またはクライアント側にフラストレーションや不満が生じた場合，双方の関係性に注意を払う必要があることを示唆している。良好な関係性の維持には双方に生じた問題に取り組むことが必要である。問題解決の必要条件は，クライアントは問題解決に興味があるのであって，関係性に生じた問題について責めるべきではないと確信することである (Linehan, 1993 a)。治療者は自分たちの行動についても検討する必要があり，双方の限界についても十分に観察していく責任があるだろう。スーパーバイザーや同僚からのコンサルテーションを求めることは，治療者が批判的でなく受容的な態度を維持する助けにもなる。この職務は，その人が何らかの極めて異常で暴力的な行為を決定的に非難され，法律によって社会からその判決を下されている場合には，特に困難であることはいうまでもない。

衝動性のある患者への介入の困難さを考えると，ヘルスケアの専門家や中心となる専門家が，クライアントとともに予め，慎重に設定した治療目標を維持し続けることが絶対重要である。しかしながら，治療の潜在的効果は，こうした問題が治療可能であるという治療者の支持的な信念や，こうした人々のニーズにあった治療戦略についての知識にかかっているといえる。

参考文献

Buss, A. H., & Plomin, R. (1975). *A temperament theory of personality development*. Toronto: John Wiley & Sons.

Farrell, J. M. & Shaw, I. A. (1994). Emotional awareness training: A prerequisite to effective cognitive-behavioural treatment of borderline personality disorder. *Cognitive and Behavioural Practice, 1*, 71-91.

Gerbing, D. W., Ahadi, S. A., & Patton, J. H. (1987). Toward a conceptualization of impulsivity: Components across the behavioral and self-report domains. *Multivariate Behavioral Research, 22*, 357-379.

Greenberg, L. S. & Paivio, S. (1997). *Working with emotions in psychotherapy*. New York: Guilford Press.

Khantzian, E. J., Halliday, K. S., McAuliffe, W. K. (1990). *Addiction and the vulnerable self: Modified dynamic group therapy for substance abusers*. New York: Guilford Press.

Khantzian, E. J. (1995). Self-regulation vulnerabilities in substance abusers: Treatment implications. In S. Dowling (Ed.), *The psychology and treatment of addictive behavior* (pp. 17-41). Madison, CT: International University Press.

Krystal, H. (1995). Disorders of emotional development in addictive behavior. In S. Dowling (Ed.), *The psychology and treatment of addictive behavior* (pp. 65-100). Madison, CT: International Universities Press.

Linehan, M. M. (1993a). *Cognitive-behavioral treatment of borderline personality disorder*. New York: Guilford Press.

*Linehan, M. M. (1993b). *Skills training manual for treating borderline personality disorder*. New York: Guilford Press.

Miller, W. R., & Rollnick, S. (1991). *Motivational interviewing: Preparing people to change addictive behavior*. New York: Guilford Press.

Webster, C. D., & Jackson, M. A. (Eds.). (1997). *Impulsivity: Theory, assessment and treatment*. New York: Guilford Press.

Wishnie, H. (1977). *The impulsive personality: Understanding people with destructive character disorders*. New York: Plenum.

---

*マーシャ・M・リネハン（小野和哉監訳）：弁証法的行動療法実践マニュアル．金剛出版，東京，2007．

C5章

治療可能性，治療反応性，リスク・マネージメント

Ralph Serin[注1]

HCR-20 項目解説

　HCR-20のC5項目「治療に反応しない」はどの程度個人が介入やプログラムに反応するかを扱っている。それは，その人が前向きで社会性の高い変化を生むような試みに関与しているかどうかの可能性を考慮に入れる。

　刑事司法，矯正，司法精神，精神保健の法域において，臨床家が典型的に処理に窮する2つの問題としては，患者や犯罪者が危険であるかどうか，あるいは治療可能性があるのかどうかを決定しなければならないことである。これらの問題は，臨床実務の水準，専門家としての能力，意思決定の誤り，倫理に対する懸念を引き起こすものである。リスク・アセスメント戦略の発展において大きな進展が見られたこと (Webster, Harris, Rice, Cormier, & Quinsey, 1994)，それを臨床で用いる際の統計的手続き (Rice & Harris, 1995) によって，リスク・アセスメントを成し遂げる際の臨床実務の水準に関してはコンセンサスが得られ始めている (Serin & Brown, 2000)。残念ながら，これらの評価の多くは，スコアリングの限界やもともとの概念構造から時間に伴う変化を捉えることが不可能であるか，もしくは極めて制限されており，どちらかというと静的なリスク・アセスメントを提供するに留まっている。簡潔に言うと，一旦リスクが信頼性と妥当性をもって評価されたならば，その次のステップとして，リスクを減少し管理するために何をすべきかが重要である。言い換えれば，クライアントのリスク・マネージメントに

注1) ここで述べることは著者の個人的な見解に過ぎず，カナダ矯正サービスの見解を必ずしも反映したものではない。

おいて治療が必要だというのであれば，それがいったいその人にとってどのような役割を持つのかということである。このような場合，治療可能性の概念が，この問題の中心に存在すると言える。不幸にして，リスク・アセスメントの研究においてはある程度の進展は見られているが，治療可能性と治療反応性の評価においてはそれに見合うだけの成果はまだ出ていない。現在，我々は，問題に対して何らかの介入を提供しているというよりは，多少の評価ができているという段階に過ぎない (Rice & Harris, 1997)。これは，犯罪者や司法精神科患者のような治療抵抗性の母集団においては特にあてはまる。しかし，最近のメタ分析による研究によると，あるプログラムは明らかにある種の犯罪者に効果的であることも示されている (Andrews & Bonta, 1998)。

　本章の目的は治療可能性の評価に関し最新の文献を明示することである。これによって，体系的なアセスメントを行い，リスク・マネージメント戦略に融合できるような最新の概念構造を提供することができると思われる。Rogers & Webster (1989) は，治療可能性は，患者や犯罪者がどのような治療技法や環境のもとで最も好ましく反応するかを臨床的に決定することであると述べている。重要な点として，彼らは，臨床家が治療可能性を評価しようとする際に，その構成概念と治療結果との相互関係についての理解が乏しいために障壁に直面してしまう点を喚起している。それでもなお，このような評価は保釈を認可したり，量刑や裁量による釈放に至るまでの刑事司法の決定をしたりするのに用いられている。このような状況を強く推奨できるのは，「治療可能」と思われる者が監督や治療を行っているスタッフと良好にやり取りすることができ，症状が除去されるという形で結果が改善されるという信念あるいは期待があるからである。治療可能性と結果の改善とを結びつけるデータが不足すると，治療可能性は実際の治療反応性というよりも好感度と同義になってしまうであろう。

　Quinsey & Maguire (1983) はこの概念の曖昧さを確証するデータを呈示している。精神保健の専門家は人格障害を有する犯罪者の治療可能性を評価

した際，臨床家同士の信頼度は乏しかったが，Ⅰ軸障害に罹患している犯罪者に関しては優れていることが示された。重要なことは，多くの犯罪者はDSM-Ⅳの診断基準で人格障害を満たすが（Marshall & Serin, 1997），臨床家はそれに対する適切な治療戦略や治療効果について意見が一致しておらず（Rice & Harris, 1997），そのために，合意した治療計画を得ることが難しいということである。これらの初期の研究では，もし治療可能性が犯罪者や患者のリスク・マネージメントに影響を及ぼすとすれば，その構成概念の操作性やアセスメント戦略は改善される必要があることが示されている。

　Heilbrumとその同僚（Heilbrum et al., 1992）は，治療可能性の概念の多面的な性質を反映したスケールを開発して，そのアセスメントの改善を図ろうとした。それは，障害の生物学的側面，教育やトレーニングに対する興味や反応，リスクとマネージメントの関係，心理療法的問題を測定するものである。実施していく中で全体として中等度の信頼性が得られたが，その実施には大きな労力を要した。しかしながら，この研究で重要なことは，治療可能性を被験者の性質だけに注目して考えるのではなく，様々な状況や構成概念の間で生じる相互関係にも注目して考えるようにしていることである。同時に，この研究ではアディクション研究における治療効果の動機付けの役割についても扱っている（Miller & Rollnick, 1992）。また，Prochaska & DiClemente（1992）による治療の準備性のアセスメントについての研究の影響も大きい。治療の準備性と動機付けの2つの問題はHeibrun et al.（1992）とRogers & Webster（1989）によって示された定義と類似しているが，これについてはさらなる研究が待たれる。さらに，矯正における介入という点では，Andrews & Bonta（1998）は治療後の再犯について矯正プログラムの効果を改善する場合には，治療反応性が重要であることを強調している。

　これらの文献を統合すると，治療可能性の研究はかなり発展する機会が与えられていると言える。図C5.1は治療反応性の概念を治療可能性（治療の動機付けと準備性，治療の遵守性と参加）と治療効果（治療による利益と治

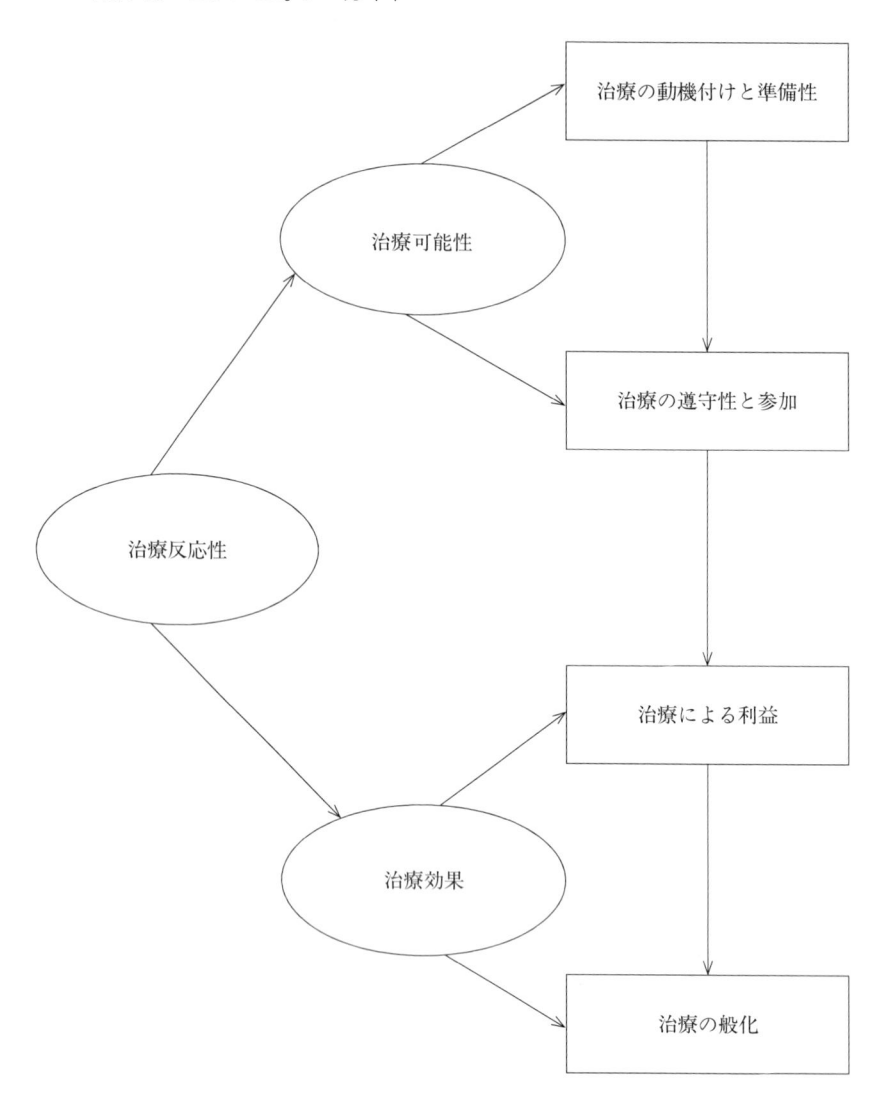

図C5.1 治療反応性のアセスメント

療の般化)を組み込んだ幅広い概念として表したものである。Heilbrun の研究で治療可能性には多次元性があることが示されたように,治療反応性の広範な概念に影響を及ぼす要因は多様である。この中には,施設の性格,犯罪者なのか患者なのか,セラピスト,治療の強度,動機付けの問題などが含まれる。また,治療反応性は,集団内および集団間によって異なる要因も包含する,多次元的かつ相互に影響を及ぼす概念であると言える。

図C5.1に示したモデルに従うと,プログラムの実際の構成要素や治療ターゲットの背景には,プログラムの効果に影響を及ぼす4つの領域が存在する。初めの2つの領域は治療可能性に関係するもので,犯罪者が特定のプログラムの内容とスキルを学習する可能性を最大にすることを目的としている。特に,動機付けや準備性の問題に注意を払うことで,遵守性に影響を及ぼしたり,ドロップアウトを減らしたり,参加を促すことができるようになる (Miller & Rollnick, 1991)。治療参加の問題に注意を払うことによって,得られる知識も増え,スキルの発達も強化することができる。後の2つの領域は治療効果に関するものである。治療による利益(すなわち,その犯罪者が同定された問題領域やニーズの面で改善が見られたかどうかを示すことができるか?)と般化(すなわち,このような変化が時を経ても場所が変わっても維持されるか?)を区別することが重要である。

また,このモデルは犯罪者や参加者の治療プログラムにおける進展を良好に識別する測定手法を開発するための構造も示している。

次の段階としては,治療可能性と治療効果の構成概念を体系的な行動評価戦略に操作的に用いられるようにすることである。反応に対する構えや項目の透明性といったことは犯罪者の自己報告を用いたアセスメントでは方法論上問題となる。行動を主体としたアセスメントや複数手段によるアセスメントの手法はこのような欠点を補うための戦略であり,妥当性を高めるのに有用である。

カナダ矯正サービスは過去数年間アセスメント・ツールと治療反応性のモデルの開発に携わってきた (Kennedy & Serin, 1997)。我々は,文献のレビ

ューを行い，臨床的に意味があるだけでなく，治療の反応に影響を及ぼし，それによって治療結果にも影響を与えるような項目を同定してきた。臨床家たちの最初の反応はとても励みになるものであり，スケールが動的であり（すなわち，治療の間の変化に敏感であること），治療の反応と関係しているという結果が示された（Kennedy & Serin, 1997）。同様に，重要なことは，特定の測定手法内の項目に幅があることで，そのスケールが治療反応性の単一項目からなる測定手法と比較して変動性が増していると考えられたことである。このように，個々のケースを弁別する能力を改善し，全体的な信頼性と予測妥当性の高さを判定できる研究が実施されているのである。治療反応性（対人関係のスタイル）と治療の利益のアセスメントのために行動面の評価戦略を開発した初期の成功から，治療の準備性を評価するための類似のスケールも開発された。このスケールは，予備的な分析で治療準備性に対する自己報告に基づいたスケールが社会的望ましさと高度に相関していることが明らかにされたこともあり，重要なものであった（Kennedy & Serin, 1997）。この研究結果は励みになるものではあるが，依然として準備的な段階にすぎない。しかし，これは性犯罪者，暴力犯罪者にも拡大して適用されるようになり，カナダ矯正サービスのスタッフによって提供される中心的なプログラムになりつつある。

　ある状況下で，我々はその素材の表現を採用し再編することで，既存のアセスメント・プロトコルを補完することにした。このことは，スタッフは単に鍵となる質問を彼らの日常業務で用いるプロトコルに追加して組み込む必要はあるものの，彼らの業務手順まで完全に変えてしまう必要のないことを意味している。また，項目を詳細に描写し，採点手順を示し，トレーニング・ビデオをも開発した。このスケールの項目は表Ｃ5.1に掲載した。

　評価スケールはプログラムの垣根を越えて，様々なプログラム・スタッフやセラピストに使ってもらうことを想定していたため，信頼性が気になるところであった。このため，スコアリングは分かりやすいものである必要があった。それぞれの領域には短い説明が書かれてあり，推奨される質問がセラ

C5章 治療可能性,治療反応性,リスク・マネージメント

表C5.1 治療反応性のアセスメント

スケールと項目
治療準備性の評価
1. 問題認識
2. 目標設定
3. 動機付け
4. 自己評価
5. 期待
6. 行動の一貫性
7. 治療についての視点
8. 自己効力感
9. 不協和
10. 外部の支援
11. 感情的要素
対人関係スタイルの評価
1. 犯罪指向的視点
2. 犯罪指向的関係
3. 誇大性
4. 冷淡さ
5. 中立性
6. 衝動性
7. 優柔不断
8. 怒りに対する動機
9. 力と制御
10. 問題解決
11. 被害者の立場
治療成績の評価
1. プログラム内容の理解
2. スキルの獲得
3. 開示性
4. 犯罪者の秘密
5. 知識の適用
6. スキルの適用
7. 犯罪性の理解
8. 動機付け
9. 洞察
10. 出席
11. 秩序を乱すこと
12. 適切さ
13. 情緒的理解の深さ
14. 参加

ピストの半構造化面接のフォーマットに組み込まれるようにし,それぞれの段階に応じて行動上の例を4件法スケールで採点するようにした。さらに,治療準備性と対人関係スタイルの評定については,それぞれの領域について2つずつ項目を設けた。例えば,問題認識の領域には問題受容と問題理解という2つの項目が存在する。現在のプロトコルでは合計で58項目(治療準備性22,対人関係スタイル22,治療成績14)となっている。しかし,一旦,心理測定の特性を調査するのに十分なデータがそろえば,そのスケールの数はもっと少なくなると思われる。

ここまでの目的は，治療に関する問題の従来の研究を統合して治療反応性に関する多次元的なモデルを生み出すことには，潜在的な優位性があることを強調することにあった。また，自己報告よりも体系的で構造化された行動評価戦略の方が利点のあることについても簡単ではあるが触れてきた。

このような進展は励みになるものではあるが，依然として治療情報をリスク・マネージメントの理論的枠組みに統合するためのガイドラインあるいは決定基準を開発することの必要性は極めて高い。

臨床に基盤をおいたリスクや治療可能性のアセスメントに対する批判のひとつには，それが，臨床的な洞察力やケース特異性の高いツールに過度に頼ってきたということがあげられる。従って，臨床家が意味をなすように犯罪者や患者を治療反応のひとつの機能として区別し，その後の結果を予測することができる場合に限り，治療情報がリスク・マネージメントの手法の中で論理的に用いることができるのである。

現在のところ，リスク・アセスメント戦略は，適度に，犯罪者あるいは患者のリスクのレベルや起きうる結果を同定することができる。治療とは，その結果を改善するひとつの重要な介入である。治療は，リスク・マネージメント戦略を伝える上でも有益であり，特にハイ・リスクな状況を評価したり，犯罪者がその状況をどのように対処するのかの能力を評価したり，リスク・ファクターの階層やその間の相互作用がどのようになっているのかを評価したりすることができる。このように，治療は，犯罪者や患者が「治癒」したかどうかについて単純に臨床的予測を行うというよりも，スーパービジョンやリスク・マネージメント戦略を伝える媒介となるのである。

参考文献

Andrews, D. A., & Bonta, J. (1998). *The psychology of criminal conduct* (2nd ed). Cincinnati, OH: Anderson Publishing.

Heilbrun, K. S., Bennett, W. S., Evans, J. H., Offult, R. A., Reiff, H. J., & White, A. J. (1992). Assessing treatability in mentally disordered offenders: Strategies for improving reliability. *Forensic Reports, 5,*

85-96.

Kennedy, S. M. & Serin, R. C. (1997) Treatment responsivity: Contributing to effective correctional programming. *International Community Corrections Association Journal, 7*, 46-52.

Marshall, W. L. & Serin, R. C. (1997) Personality disorders. In S. M. Turner & M. Hersen (Eds.), *Adult psychopathology and diagnosis* (3rd ed.) (pp. 508-543). New York: Wiley.

Miller, W. R., & Rollnick, S. (1991). *Motivational interviewing: Preparing people to change addictive behavior.* New York: Guilford.

Prochaska, J. O., & DiClemente, C. C. (1992). Stages of change in the modification of problem behaviors. *Progress in Behavior Modification, 28*, 183-218.

Quinsey, V. L. & Maguire, A. (1983). Offenders remanded for a psychiatric examination: Perceived treatability and disposition. *International Journal of Law and Psychiatry, 6*, 193-205.

Rice, M. E. & Harris, G. T. (1995). Violent recidivism: Assessing predictive validity. *Journal of Consulting and Clinical Psychology, 5*, 737-748.

Rice, M. E. & Harris, G. T. (1997). The treatment of adult offenders. In D. M. Stoff, J. Breiling, & J. D. Maser (Eds.), *Handbook of antisocial behavior* (pp. 425-435). New York: John Wiley & Sons.

Rogers, R. & Webster, C. D. (1989). Assessing treatability in mentally disordered offenders. *Law and Human Behavior, 13*, 19-29.

Serin, R. C. & Brown, S. L. (2000). The clinical use of the Psychopathy Checklist-Revised (PCL-R) in contemporary risk assessment. In C. Gacono & R. Meloy (Eds.), *The clinical and forensic assessment of psychopathy: A clinical guide* (pp. 251-268). New York: Erlbaum.

Webster, C. D., Harris, G. T., Rice, M. E., Cormier, C., & Quinsey, V. L. (1994). *The violence prediction scheme: Assessing dangerousness in high risk men.* Toronto: Centre of Criminology, University of Toronto.

セクション３
「Ｒ」ファクターに基づいた戦略

R1章

実行可能な計画を立てる

Henrik Belfrage & Göran Fransson

HCR-20 項目解説

　HCR-20 の R1 項目である「計画が実行可能性を欠く」は、「退院に向けて適切で安全な現実的計画」（p.60）を持たない者は、将来の攻撃的、反社会的、暴力的行動のリスクが高まるという仮説に基づいている。計画を立てる際は、対象者が完全に参加することが理想的であると指摘されている。この項目は、施設内の治療プログラム（施設内アセスメント）か、患者もしくは受刑者が施設から釈放された後の計画（施設外アセスメント）のどちらかと関連がある。また、我々は、治療をうまく活かすための対象者の能力と、彼らに実行可能なプログラムを提供する治療者の能力の両方を、考慮に入れなければならない。

施設内アセスメント

　HCR-20 は、1997 年にスウェーデンの Sundsvall と Växjö の 2 カ所の特殊司法精神科病院における臨床現場において実施された。そのプロセスはかなり広範で時間も要するものではあったが、臨床実務が改善されるというかなり良好な成果がもたらされたのである（Belfrage, 1998）。

　患者がこれらの病院に入院すると、通常 1 カ月以内に、HCR-20 に基づいたアセスメントが行われる。この時点で、我々は常に「施設内」と「施設外」の両方のアセスメントを実施した。「施設内」のアセスメントは、施設入所中の対象者毎に、できるだけ良質な計画を作成するために実施される。この患者にはどのような特別なニーズがあるのか。どの病棟がこれらのニーズを扱うのに最も適しているか。この患者は様々な患者集団の中でどのよう

に機能しているのかなどである。HCR-20 は，特殊司法精神科病院での計画立案の経験のみにおいて発展してきたものではない。HCR-20 のこの項目（R 1）は，矯正施設の標本の前方視的調査において，将来の施設内での暴力を最も予測する項目の 1 つでもあることが最近分かったのである。(Belfrage, Fransson, & Strand, 2000)

施設外アセスメント

「施設内」アセスメントは，当然なくてはならない重要なものであるが，「施設外」アセスメントを実施することは，たとえ，ケースによっては退院ができるまでにまだ長い期間が残されているとしても有益であることを我々はいくつかの理由から発見した。施設外アセスメントを行うためには，我々は「必然的に」患者の将来のリスク・マネージメントのための計画を立て，計画の評価と修正を定期的に行わなければならない。我々の経験では，このプロセスは，スタッフと患者の両方の活動性を保つのに大変役立っている。理想的には，患者は，自分たちの将来の計画立案に関与すべきである。退院した司法精神科患者の最近の後方視的調査によると，この項目（R 1）は，暴力犯罪の再犯を高度に予測している（Strand, Belfrage, Fransson, & Levander, 1999）。

退院計画，矯正プログラム，アフターケア

たとえ，アフターケアと矯正プログラムという点で，リスク・マネージメントが将来の暴力の予防に重要であるとしても，その成功率は犯罪者の母集団によって大きく異なる。それ故に重要なことは，矯正プログラムは，対象者の人格特性をもとに計画されるべきであるということである。例えば，我々は，患者が自分たちで全てのアフターケアの計画を立てたケースをいくつも経験している。それらの中には，時には，考えうる社会性の高い活動のほとんどを列挙したような計画の場合もある。しかし，このような計画を立てるのは，多くの場合，重度のサイコパシーの人格特性をもつ患者たちであ

り，そしてそのような患者たちは自分たちで立てたアフターケア計画に，実際には従う気など全くないのである。矯正システムの枠の中では，精神保健システムの枠の中よりも，当然ながら，サイコパシーの人格特性を持つ者がずっと多いにもかかわらず，我々の経験では，R1はふさわしい社会性の高い活動を適切に計画することに注意を喚起するのに役立ち，それによって犯罪者は十分社会性の高い方法で他の人々と折り合いをつけていくことができるようになる。これらの努力には，認知トレーニングや反応する際に代替の方法を用いる訓練，さらには，彼らの危険行動に対する直面化も含まれる。

　我々は，少なくとも経済的な理由だけではなく，様々な理由から，全ての患者に対して実行可能なアフターケア計画をいつも提供できるというわけではない。患者が将来住もうと計画している地域に特有の問題が見出されることもある。病院自体が，ある種の患者に限った資源しかもっていない場合もある。しかしながら，良い意味でHCR-20によって我々は「必然的に」患者の退院について構造的な方法で計画を立てるようになっている。主要な精神疾患を有する患者に関する限り，我々は患者と一緒に退院のための計画を立てることが重要であると考えている。患者が適切で現実的な考えを持っている場合は，我々はその考えを支持し，強化するようにしている。患者の計画があまり現実的ではない場合でも，その計画が，自傷他害のおそれがない限りは，時々やらせてみるのもよい。このような試行錯誤によって，患者は重要なことを学習するし，我々もR1項目だけでなくHCR-20の多くの他の項目にも関連する重要な情報が得られる。

　特に重要なのは，計画を立てる役割を，矯正スタッフや専門の臨床家だけに限定しないということである。スタッフの他のメンバーには，この点において，とても重要な人的資源となり，重要な貢献をなしうる。例えば，Växjö病院とSundsvall病院では，治療病棟のスタッフ・メンバーは全員，HCR-20とHareのサイコパシー・チェックリスト・スクリーニング・バージョン（PCL：SV；Hart, Cox, & Hare, 1995）のトレーニングを受けている。彼らが自らリスク・アセスメントを実際に行うことを期待されているわ

けではないが，患者について構造化された有用な情報を臨床家に提供することができるのである。結局のところ，病棟スタッフが患者と最も身近に頻繁に接することになるからである。様々な形式の社会療法や他の活動に携わるスタッフのメンバーも，HCR-20のトレーニングを受けている。活動中に患者がどのように振る舞い，どれくらい集中し，欠点やプレッシャーに対処しようとしていたかなどについてのスタッフの観察は非常に有益である。

　我々の経験では，計画立案のプロセスの中で最も重要であり，おそらく最も難しい局面は，施設外にいる専門家や家族との関わり合いである。特殊司法精神科施設にいる患者の多くは，言わば複数の問題を抱えた人たちである。彼らは，しばしば精神，行動，物質乱用の面で複雑な問題を抱えている。残念ながら，計画が不十分であったり，専門家同士の協力が十分得られないために，このような人たちは，病院，精神保健センター，矯正施設のような様々なサービス・システムから滑り落ちてしまう傾向がある。それ故に，関与する全ての専門家が責任を共有し，密接な連携を築くことが不可欠である。患者が退院した後に，個々の機関がもつ責任の範囲の狭間からこぼれ落ちて，物質乱用，暴力，その他の犯罪行為を再発してしまうことは，ごく一般的であり，おそらく例外というよりは，お決まりのパターンといえるだろう。我々の経験では，司法精神科治療ユニットから他の機関へアフターケアの調整を依頼すると，たいてい快く受け入れられてもらえる。なぜなら，我々は，地域でその患者に特に求められることや，再発の初期の徴候についてかなりの情報を持っているからである。

参考文献

Belfrage, H. (1998). Implementing the HCR-20 scheme for risk assessment in a forensic psychiatric hospital: Integrating research and clinical practice. *Journal of Forensic Psychiatry, 9*, 328-338.

Belfrage, H., Fransson, G., & Strand, S. (2000). Prediction of violence using the HCR-20: A prospective study in two maximum-security correctional institutions. *Journal of Forensic Psychiatry, 11*, 167-

175.

Hart, S. D., Cox, D. N., & Hare, R. D. (1995). *Manual for the Screening Version of the Hare Psychopathy Checklist — Revised (PCL:SV)*. Toronto: Multi-Health Systems.

Strand, S., Belfrage, H., Fransson, G., & Levander, S. (1999). Clinical and risk management factors in risk prediction of mentally disordered offenders — more important than historical data? A retrospective study of 40 mentally disordered offenders assessed with the HCR-20 violence risk assessment scheme. *Legal and Criminological Psychology, 4*, 67-76.

R2章

安定した環境を築く
Christopher D. Webster, Derek Eaves, & Peter Halpin

HCR-20 項目解説

　HCR-20のR2項目は，状況依存的に決定される。地域の持つ影響力や，攻撃的，破壊的，暴力的行動への「不安定化」を助長する潜在的な種々の「危険な状態」を，この項目によって評価者は確認できる。その人が関わっている仲間集団はどの程度有害なのか，アルコールや薬物は容易に手に入るのか，などについて注意を払うことを可能にする。周りの人々や状況をうまく利用することにより，日常生活をどのように健康的に構造化できるか，ということにも目を向けるように求められる。

　また，最適で安定した生活を送れるようにするためには，必要に応じて環境調整を行うことの重要性を，精神保健や矯正の専門家たちに再認識させることができる。このことは，過去に何がクライアントを不安定な状態へと導いたのかというHファクターに関する十分な知識なしには果たし得ない（Fransson, 2000参照）。この項目があることで，治療スタッフは，無益な将来の再発や重篤な犯罪の原因となる要因について，エネルギーを注いで徹底的に分析できるようになる。環境に比べて個人的要因ばかりを必要以上に重視しすぎることが，攻撃や暴力を過度に生じさせる原因となっていると言ってもおそらく言い過ぎではあるまい。当然のことながら，真に取り組むべき課題は，個々人が，それぞれ置かれた環境といかに互いに影響を与え合うのかを予測することである。最初の疑問は「環境は，人を攻撃的あるいは暴力的に行動させる素因にどの程度なるのか」であり，そして次なる疑問は「どのように環境を変化させれば，トラブルは防ぐことができるのか」である。

R1で計画が理想的に立てられているならば，最初にそれを参考にすべきである。そこには，病院や刑務所や地域の望ましいあり方，そしてよい効果をもたらしうる具体的な環境について，詳しく書かれているはずである。立てられた計画を機能させ，いかに対象者をサポートしたらよいのかということについては，R3の項目で論じられる。どのようにしてそのプランを遵守し対処してもらうべきなのかということについては，R4とR5で扱われる。項目R2は，現在および将来の環境因子が暴力全般のリスクを高めるのにどのくらい関与しているのかを測定し，このリスクを抑制するための最善の方法はいかなるものなのか，ということについて考えを促すためにある。我々の意見では，これこそが専門的技能と呼ぶべきものである（Ryan, 1997 参照。役に立つ分かりやすい実例があげられている）。この項目における課題については，最近次のように表現されている。「とりわけ重要なことは，ハイリスクな状況を同定し，そのような状況をうまく取り扱うための特定の戦略を開発することである」(Gacono, Niebeerding, Owen, Rubel, & Bodholt, 2001,；p.109)

ここでは，患者や受刑者を施設や機関の「施設内」，あるいは地域という「施設外」のどちらかに分けるHCR-20の一般的なアウトラインに従い (pp. 21-22；p.59)，以下に示すように，「施設内」と「施設外」と節を別にして扱う。そうすることで，環境的要因に適切に目を向けることができるからである。

「施設内」での安定

保安ユニットの物理的構造によって作り出される雰囲気は自ずと決定されてしまう。憂うべきことだが，建築構造自体をみれば，入所の際にその人がどれだけの希望を捨て去らなければならないのかが明確に分かってしまうので，施設設計の問題を，政策担当者，役人，計画立案者と議論する時間は無駄になるということはない（概要については，Kazarian, Joseph, & Persad, 1992 参照）。しかしながら，より現実的な話をすると，人はどんな物理的構

造の中に置かれても，その場で何とか対処できなくてはならない。また，期せずして生活することになった人たちがそこでの規則や要求に何の注意も払わないとすれば，どんなに立派に建築され，修繕され，「改装」された建物であっても，ほとんど機能しないであろう。長い間，病棟や監房の雰囲気というものは，単なる重要な観念というだけでなく，測定可能な実体として認識されてきた (Moos, 1974)。過酷な環境が一般的に人を衰弱させるという専門的知見を持っているとすれば，それはまさしく精神保健や矯正の専門家に他ならないであろう。

懲罰的で，厳格で，過度な限界設定が行われている状況に実際に置かれると，人によっては感情的に引きこもってしまう場合がある。このような状態では，自分自身を非常に防衛的なやり方で守り，目の前にある最低限必要なものだけしか見なくなる。あるいは，被害者感情を抱え，その批判を他に投影することで対処する。このことは，彼らの現在あるいは過去の攻撃的・暴力的行動を正当化させてしまう。彼らにとって，これは満足のゆく都合のよい自己防衛手段となり，「自己顕示欲」の要因となる（タフな環境においてタフであること）。こうした状況は，組織がそうあって欲しくないと思っている感情や行動を，期せずして生み出してしまう。しかし，この種の現状は，あまり報告されたり，公に出版される傾向にはない。

幸運なことに，上で述べたような有害な作用は，かなり簡単に克服することができる。このために必要なことは，ユニットの生活様式や内部規制システムに関与するすべてのスタッフ，患者，受刑者たちが積極的に参加することである。力や支配の問題は，週単位で扱えるようなものでは決してなく，日々刻々と変化する不安定なものである。したがって，それは，ユニット内にいる人やその関係者，そして後に地域で彼らを支えるべく重要な役割を果たすことになる「施設外」の人たちの要求にも常に注意を払っている組織においてのみ，扱うことが可能である。

「施設内」で過ごす時間は，学習と成長のためのよい機会である。定期的にミーティングを行い，問題点を確認・再確認し，それをまた作成・再作成

するというアプローチを一貫することによって，安心感が生まれ，信頼が育まれる。収容されている人たち，そしてしばしばスタッフも同様であるが，保安ユニットという狭い空間を共有することで避けがたく生じる緊張感を和らげるために，定期的なミーティングをどう有効に利用したらよいかを学習する。自分自身の不快レベルを減少させることによって，組織全体についても同様な効果を及ぼすことができるということを学ぶことが，HCR-20のR5の項目の中でまさに必要とされているスキルである（ストレス）。他人と一緒にどう過ごすのか，自分だけの時間を確保するために寝室や1人だけの空間を用いるのはいつが最も適切か，などについて学ぶ機会がある。看護スタッフは，「最前線」の職種のメンバーとともに，人々の間の争いを緩和するという役割だけではなく，いつ彼らが「譲歩」あるいは「手を引く」べきなのか正確に判断できるように支援するエキスパートにならなければならない。これは，誰もが必要としているスキルである。職場，学校，さらには聖職者社会においてさえ暴力沙汰が起こり，新聞で毎日のように報道され，繰り返しこのスキルの重要性が指摘されている（Bloom, Eisen, Pollock, & Webster, 2000 参照）。

　中・長期的なリスク・アセスメントやマネージメントについて記述することは，より短期的な，あるいはその瞬間のアセスメントやマネージメントの実際について述べることよりも容易である。それでもやはり，「施設内」という状況では，しばしばかなり素早く問題が解決されることを求められ，想定外の結果に至る出来事に対して絶え間ない注意が要求される。ここで我々は，暴力行為に先立ってそれを同定したり未然に防いだりするための，高度なスキルを獲得することは可能だということだけは言える（Bjorkly, 2000 ; Blomhoff, Seim, & Friis, 1990 ; Sheridan, Henrion, Robinson, & Baxter, 1990）。とはいえ，ユニットに収容されている人たちの全体的な構成が次々と変化する傾向があるために，これを実行するのは困難になっている。ユニットの管理者やスタッフ全員が取り組むべきことは，入所は生活の建設的な変化を生む格好の機会なのだということを，入所者に対して，継続

的に理解し続けてもらうように伝えることである。

　適切な支持，援助，励ましが，日常的に提供されていて，緊急時や危機的場面においても迅速に対応できるようにするためには，「適切な」スタッフを「適切な」対象者に割り当てる必要がある。そのことで，このプロセスは大いに促進されうる。HCR-20 の C スコアや似たようなツールを用いて，長所・短所をよく吟味することも，もちろん有効である。しかしながら，強調すべきことは，治療による動的効果こそが重要であり，健康的かつ社会的に有益な生活様式を発展しなければならないということである。これは，対象者が間もなく最初の実刑判決を受けることが確定している，あるいはその可能性がある，という場合でさえも同様である。そのような人たちはしばしば，生き残るためのスキルや対処するためのスキルを獲得することについては，緊急の支援を必要としているからである（Anonymous, 1980 参照）。

「施設外」の安定

　施設から釈放される際に，自分自身を擁護するのは，一般的に難しい作業である。そのような人たちはたいてい自分のことをうまく伝えるのが苦手であるし，暴力のない生活スタイルを築くための社会資源や充足した生活を送るために必要なものを，支援なしにはうまく利用することができないものである。したがって，大概は，ケース・マネージャーや保護観察官などが，クライアントのために生活に要る資金や住居を保証する必要がある。過去の「辛酸」から警戒心を抱いている地域社会に対して，取りあえず何とか受け入れてもらうということだけでも，人権を守るという点でしばしば意義のある仕事である。クライアントに対する地域の信頼はもちろん築かれていくべきものであるが，しばしばその過程は遅く，順調というわけにはいかず，突然不当に信頼が全く失われてしまうことも常に考えておかなければならない。前節で述べたように，ユニットの管理者がやるべきことは，必要とあらば迅速かつ断固として行動をすることであり，またコミュニティ・ワーカーがやるべきことは，「緊迫した中で」地域社会で生じた問題にいち早く気づ

き，すべての関連する職種の人たちを同じ目的を持つように仕向けることである。その場合，新たな戦略計画に沿って，地域社会の人々や機関，施設を安心させることが必要となる。この際にも，再発予防の原則は，もちろん重要である（概要は，Bellack, Mueser, Gingerich, & Agresta, 1997 参照）。つまり，リスクに変化がないかを常に検討を行い，新たなリスクを見つけたならば，それを考慮に入れることである。また，この基本的な再発予防の原則からすると，地域においてクライアントが犯す逸脱行動は些細なことでも許されないと考えることは非現実的であり全く役に立たない。そして，そのことを地域のリーダーに伝えることも重要である。行動によっては，それは許容すべきではない，あるいは許しがたいという事実を共有する一方で，今むしろ課題となることは，住民やそこで商売を営む人，警察官などの期待が必要以上にならないように管理することである。「深遠な心理学的意識性」などを通じてクライアントの心理構造を変えようとすることよりも，クライアントのもつ特異性，異常性を他の人が受け入れられるように働きかけることの方が時として容易である。

　特に，施設を退所して間もない時期は，様々な方面から，様々な思いがけないことが起こってくる。このような不安定要因を見つけ出し，それが及ぼす影響を未然に防ぐことで，「ダメージ・コントロール」ができるようになる。服薬管理を行うことは，ほとんどのケースで必要不可欠である。退院時に適切に投薬がなされているか，問題なく服薬の継続ができるかを確認することは，ケアの上でとても重要なことである（すなわち，退院があまりに突然であったり，週末前に退院するような場合，これが困難になる）。物質乱用は，定期的なテストによって阻止する必要がある。我々の経験からも，コミュニティ・ワーカーがクライアントに対して医療的，教育的，職業的な指導をすることの重要性を過小に評価することは許されないのである。

　ある対象者がある地域に初めて住む場所を決めたり，あるいは，その地域に再び戻ってきたりした場合，安定性を確保するために，第一線の専門家が利用できる単純な原則というものは存在しない。それでもあえて基本的な原

則をあげるとするならば，以下のようになるだろう。(1) すべての省庁，部局，機関，施設と協力しながら進める。(2) 治療プランにクライアントが十分納得しているか。また，それを必要に応じて変更できるかを確認する。(3) 地域社会に新しい対象者が来る準備をさせる。(4) 住居はできるだけ良いものを見つけ，少なくとも最初はクライアントと一緒に金銭面の計画を立てる。(5) 問題が起こった時にうまく処理できるように備える。(6) 気分転換や娯楽になるものを準備し，楽しく生活できるようにする。(7) クライアントそれぞれによって，また同じ人でも時々によって変化する不安定化要因を，可能な限り手を尽くしてモニターする。(8) 鍵となる行動を特定し，クライアントにも協力を得てそれを単にモニターするだけでなく具体的に記録し，進展あるいは進展の遅れが視覚的に分かるようにする (Morgan & Morgan, 2001)。(9) 多少の行動面での「奇妙さ」や「異常さ」は受け入れるように地域住民に働きかける。(10) 既に起きた行為や将来起こると予測されるような行為のために，警察や精神保健の強制力が発動されることが明らかに分かった場合には，少なくとも一時的であるにせよ，クライアントに関して苦労して築いた信頼が損なわれる場合があることに心づもりをする。10番目にあげたような信頼が，一時的にせよ永遠にせよ失われてしまうことは受け入れがたいことではあるが，そうした帰結は他のさらに深刻な事態に比べれば大した問題ではない。危険にさらされているのは，地域住民だけではなく，結局のところクライアント自身だからである。

参考文献

Anonymous. (1980). Arrest and trial: The bullpen. *International Journal of Offender Therapy and Comparative Criminology, 24,* 11-19.

Bellack, A. S., Mueser, K. T., Gingerich, S., & Agresta, J. (1997). *Social skills training for schizophrenia: A step-by-step guide.* New York: Guilford.

Bjørkly, S. (2000). High-risk factors for violence: Emerging evidence and its relevance to effective treatment and prevention of violence on psychiatric wards. In S. Hodgins (Ed.), *Violence among the* on psychiatric wards. In S. Hodgins (Ed.), *Violence among the mentally ill: Effective treatments and management strategies* (pp. 237-250). Dordrecht, The Netherlands: Kluwer.

Blomhoff, S., Seim, S., & Friis, S. (1990). Can prediction of violence among psychiatric inpatients be improved? *Hospital and Community Psychiatry, 41*, 771-775.

Bloom, H., Eisen, R., Pollock, N., & Webster, C. D. (2000). *WRA-20 Workplace risk assessment: A guide for evaluating violence potential*, Version 1. Toronto: Worplace.calm, inc.

Fransson, G. (2000). Effective treatment strategies for preventing violence on psychiatric wards. In S. Hodgins (Ed.), *Violence among the mentally ill: Effective treatments and management strategies* (pp. 277-288). Dordrecht, The Netherlands: Kluwer.

Gacono, C. B., Nieberding, R. J., Owen, A., Rubel, J., & Bodholt, R. (2001). Treating conduct disorder, antisocial and psychopathic personalities. In J. B. Ashford, B. D. Sales, & W. H. Reid (Eds.), *Treating adult and juvenile offenders with special needs* (pp. 99-129). Washington, D.C.: American Psychological Association.

Kazarian, S. S., Joseph, L. W., & Persad, E. (Eds.). (1992). *The mental hospital in the 21st century*. Toronto: Wall & Emerson.

Moos, R. H. (1974). *Ward Atmosphere Scale Manual*. Palo Alto, CA: Consulting Psychologists Press, Inc.

Morgan, D. L., & Morgan, R. K. (2001). Single-participant research design: Bridging science to managed care. *American Psychologist, 56*, 119-127.

Ryan. L. (1997). Integrated support: A case approach to the management of impulsive people. In C. D. Webster & M. A. Jackson (Eds.), *Impulsivity: Theory, assessment, and treatment* (pp. 424-433). New York: Guilford.

Sheridan, M., Henrion, R., Robinson, L., & Baxter, V. (1990). Precipitants of violence in a psychiatric inpatient setting. *Hospital and Community Psychiatry, 41*, 776-780.

R3章

効果的な支援の提供

Leena K. Augimeri

HCR-20 項目解説

　HCR-20 の R3 項目「個人支援の欠如」は，仲間や親戚からの力強い支援が欠如していること，ならびにこうした欠如が個人の暴力行為の起こりやすさにどんな影響をもたらすか，ということに関するものである．本項目により，評価者はクライアントの利用できる個人支援の程度と種類を推定し，これが役に立つか，役に立たないかを判断することができるようになる．

　従来は，支援が少ないか存在しない場合，攻撃的で反社会的な行動が起こりやすくなると考えられてきたが，マルチシステミックな支援に関する治療要素を系統的に組み合わせることがメインテーマになったのは，つい最近のことである．こうした発展は，「子育てには村が要る」という考え方の高まりとともに，地域社会で並行して生じてきた．ある時点まで個別の臨床介入を行う一方で，地域社会の支援が他方にあるという分離が起きるのは不自然であり，極めて一般的に見れば，こうしたものは役に立たない．臨床家は，リスク・ファクターに対抗するストレスを緩和し，治療変化を促す可能性のある相互依存的な支援資源を明確化する上で中心的な役割を果たす．ここでは，治療の概念として，クライアントのニーズをより明らかに特定し，これにとり組むことができるように，支援をどのように概念化するのかについて考察する．

定義

　ハーパーコリンズ社のタイムズ英語辞典第1版（2000）には支援の定義として以下のことが挙げられている．「（何かの）重みを支える，耐えるあるい

は持ちこたえる，（家族や他人のために）生活必需品をもたらす，新たな事実を知らせることで落ち着かせようとする，賛成の立場で話す，助力や勇気をもたらす，（原因，原則などを）認める，自制しつつ我慢する。力を与える，もしくはそうし続ける。助力する人や物。家族，人物などを維持する方法。」

こうした定義から，さまざまに多様な意味が導き出される。生活とは複雑なものであること，そして多様なストレッサーが常に人間に影響を及ぼす可能性があるということは，人間が自らのストレス水準に対処したり，これを管理したりできるやり方について，支援のシステムが重要な役割を果たす可能性があるということを示している。例えば社会的孤立，つまり社会的支援が欠如すると，「家庭内の問題，ドメスティック・バイオレンス，児童虐待とネグレクト，そしてメンタルヘルスの問題といった多くの心理社会的問題を引き起こす重大なリスク・ファクターになる」(Henggeler, Schoenwald, Borduin, Rowland, & Cunningham, 1998) ことが知られてきた。社会的支援は健康に欠かせないものであるとするならば，こうした問題は，他者に力を与える最もよい方法は何か，他者が自らの義務を果たすことを手伝う方法とは何か，そして人々が家庭，社会，職場での生活を送ることができるように，自ら必要としたり楽しんだりすることは何でも与える方法は何か，といった問題になるのである。

支援の種類

Henggeler et al. (1998) は社会的支援のシステムを<u>公的</u>，<u>非公式</u>，<u>民間</u>という3種に分類している。<u>公的支援のシステム</u>には，ソーシャル・ワーカー，保護観察官，セラピスト，カウンセラー，一般開業医などといった類の人が提供する専門的サービスがある。また団体や機関，政府部局がこうしたサービスを実施する場合もある。<u>非公式支援のシステム</u>には，拡大家族，友人，職場の同僚，そして近隣地域の人々がもたらす支援がある。<u>民間支援のシステム</u>とは，金銭による報酬を通じて設立され，実施されるのが普通であ

る。こういうところはカウンセリング，金融関係のアドバイス，法律的支援などをもたらすことが多い。攻撃性や暴力のリスク管理に関する問題には，ある種の有益な一般戦略を喚起し，これを上手に組み合わせることが必要であるが，こうした戦略は関係者全員に有効なのである。

　私たちは，カナダのトロント市にあるアールズコート子ども家族センター(ECFC) で，重篤な暴力行動を抱えた12歳未満の子どもを扱っているが，ここでは家族，学校，地域社会と協働して，この難題を比較的コストを抑えて，無駄な苦労をすることなく驚異的な成功に導ける場合もある。支援サービスを創り上げることに関する専門的スキルの多くは，〔HCR-20の項目R3「個人支援の欠如」や，少年の早期アセスメント・リスク・リスト(Early Assessment of Risk List for Boys, EARL-20 B；Augimeri, Koegl, Webster, & Levene, 2001) の項目F3「支援」で指示してあるように〕しっかりした初期のアセスメントで決まる。これは状況の変化を踏まえて，注意深く支援計画を変化させ，これを持続させながら行うのである。

　Henggeler et al. (1998) の考え方は，支援の種類を正確に指摘したという点で役に立っている。こうした支援は上述した公的支援，非公式支援，そして民間支援という各々の枠内で機能する。この「システム論的アプローチ」は，ECFCにおける毎日の臨床実践活動と一致している。これはまた，本章の冒頭で引用した，支援という言葉の辞書的定義とも合致している。Henggeler et al. (1998) によれば，支援とは主として次の4種類に分けられる。(1) 役割的支援。「生活に必要不可欠なものを提供すること」(2) 情緒的支援。「精神面の力を与えること」(3) 評価的支援。「援助や励ましをあたえること」(4) 情報的支援。「新しい事実を知らせることで落ち着かせようとすること」

　種類の異なる支援を検討する場合，それぞれが独特の役割を果たすことが明らかになる。例えば役割的支援は，個人が日々の困難を生き抜くことができるように手助けする。これには，子育てのやり方を提案したり，一時的な金銭援助を行ったり，食事を準備したりするといった，さまざまな活動があ

り得る。情緒的支援とは，精神状態を重視した言葉なので定義がいささか難しい。この類の支援はどのようにケアや援助を行っていくか，ということと関連がある。これは共感，コミットメント，忍耐といった，とらえどころのない言葉になることがしばしばあるものの，重要である。評価的支援とは，いくつかの選択肢が与えられるなら，ある人物がしっかりした決定を下してきたとはっきり言い切ってしまうことである。これは，その人物について「正しい選択をした」と肯定的な言い方で誰かが伝えるときに，作用し始める。情報的支援はほとんど説明が要らない。この支援があると，一見すると困難であるか，さもなければ計り知れないほどの難題が，新たな知識の源やリソースを教えることによって，雲散霧消したり，弱まったりすることもあり得る。多くの家族やクライアントは，他の人々が自分たちと同じ状況に直面してきていること，そして，こうした人々が問題の完全な，もしくは部分的な解決策を見出しているという事実に強い印象を受ける。書籍やガイドブック，そしてビデオといった形のリソースは，多くの学校，図書館，地域センター，診療所で容易に入手可能である。短い本章において著者が述べたいこととは，このような種類の支援，もしくはどの程度の水準の支援が必要なのかを手始めに決定することはさほど困難なことではなく，最善である可能性の高い決定をするためには，前述の4分類のアプローチが非常に役立つ可能性があるということである。

　ある個人の支援の種類をアセスメントする際には，一歩下がって，その人の最も高いと思われる機能水準は何であり，そしてその人物の一連のストレングスにはどういったものがあり得るのかをはっきりさせなければならない。例えば，情報的支援があればある課題を達成できるという場合ならば，情緒的支援をたくさん与えても意味がない。同じように，ある人に思い切った役割的支援を与えても，この人物はそれよりもむしろ，毎日の生活パターンを立て直すべく，単に情緒的で評価的な支援を必要としているだけならば，こうした役割的支援は実際のところほとんど不必要な支援となり，長期的には得られるものがほとんどないであろう。このように支援戦略を誤って

適用すると逆効果を招き，医原性の問題を引き起こす可能性がある。とどのつまり，このねらいとは，自分のことは自分で行い，自立できるように個人を手助けすることである。支援がクライアントに対してどんな意味を持つのかを定義することはしばしば役に立つ。というのは，こうすることで，現時点で，クライアントを手助けするために必要な援助の種類とはどういうものかについて，クライアントがようやく見つけ出すことができるようになるからである。このプロセスはクライアントにとって，スキルを構築する経験となるばかりでなく，ポジティブな心理的経験ともなり得る。例えば，クライアントが必要としている支援の種類とはどんなものかを明確にし始めて，生活の中でこの支援を組み込むことができるようになると，クライアントは同時に長期的な支援システムも今後のために構築していくのである。クライアントがある特定の時点に理解できることや理解したいことがどういったものなのか，その視点を尊重することが重要であるということを，私たちは学んできた。人々に対して望まない支援を押しつけると，悪影響が生じる可能性がある。援助とは，問題に対して適切に，正しい時に，正しいやり方で行わなければならない (Eaves, Tien, & Wilson, 1997；p.422)。

　私たちがECFCでとり組んでいる仕事の一環として，定期的に実施している後方視的研究や前方視的研究がある。この研究には，臨床記録を再検討し，コード化することが含まれる (Koegl, Webster, Mischel, & Augimeri, 2000を参照)。この作業から探り出された主要な情報的要素の1つが，子どもが得られる支援はどのくらいの量で，どんな類の支援なのか，そして家族の支援はどの程度のものかということである (Augimeri, 2000を参照)。子どもとその家族によっては，リスクとニーズが高い水準にあるために，さまざまな種類にわたる多くの支援を受ける。けれども，与えられる支援が比較的少ないクライアントもいる。私たちが「とてもよく面倒を見てあげた」多くの家族との経験を振り返ってみると，今となっては，リソースをもっと上手に導くことができたのかもしれないと思われる。こういう再検討を行うと，4種類ある支援のどれを実際に必要としていたのかを解明するために，

最初の段階で時間を割いて，なぜもっと努力しなかったのかと，いぶかる事例もいくつかある。
　支援という手段で何が求められるのかということと，実際に何が提供されたのかということとの間には少なくとも2，3の例でギャップがみられた。その最も大きな理由は，昔は子どもと家族向けのプログラムがあまりにも短い間（おおよそ3カ月）で広がったからである。ひどい問題を抱えた家族にとって，単に一般的に認められる支援戦略を明確化するだけでも，少なくともこのくらいの期間が必要となるであろうし，ましてや支援戦略を実行し，これを完了させるとなればなおさらである。
　多くの支援介入が一見すると効果的であるように見えたのは，私たちは臨床で役立つ「エコ・マップ」を使用し続けたためかもしれない。この方法は伝統的なジェノグラム（家族図）を基に構築された。近年では次のように説明されている。「家族歴と家族パターンの図式画であり，家族の基本構造，人口統計学的データ，家族機能，家族関係を示す。これは家族パターンを一目で描けるように，素早く書きやすい表現を用いる」(McGoldrick & Gerson, 1989；p.164)。ジェノグラムを使うことは，生態論を志向したシステム論的視座に向いている。こうした図を示すことで，クライアントは自らの世界をどのように見ているのかについて，専門家がその一端を垣間見ることができる。このような1枚程度の図を書くと，他の人々は子どもとその家族に影響を及ぼす主な要因とさまざまな状況を視覚でとらえることができ，さまざまな関係性が一目で理解できるのである。このマップがあると，どんな支援が，あるのならばどこにあるのかを示し，ストレスの源泉やリソースの流れが明確になる。またこのツールを用いることで，どのシステムを高める必要があるのかについて，検討することができる。こうした生態学的視座を用いることで，どんなに小さなストレングスでも見逃さずに利用することができる。例えば，集団内で孤立しながらも楽しく物事を作ったり，準備したりする人の場合，そうした不利を解決する貴重なチャンスを利用するように働きかける。このような場合，公共機関とともに，何らかの公的なボランティ

ア作業を容易に手配することができる可能性がある。こういうふうに多少し向ければ，ある種の対人接触を促すことができるかもしれない。そうなれば，仕事に就くことになったり，もしくは，レクリエーション的な活動に満足したりするだろう。

事例

　メアリーは42歳の女性で2人の子どもがいる。夫のジェームズはメアリーと，9歳の長男マイケル，7歳の次男ダニーという2人の子どもを遺して，自動車事故で2年前に他界した。メアリーはマイケルのことで，子ども精神保健センターに相談に訪れた。マイケルは生まれてから，気質に困難を抱えている。反抗的で，かんしゃく持ちで，目上の人間に逆らい，極めて攻撃的である。マイケルは母親と弟を脅しているので，メアリーは何度も警察に通報しなければならなかった。その上，マイケルは他の2人を身体的に暴行したり，酷い言葉を浴びせたりしている。メアリーは完全に孤立し，子どもの行く末を恐れている。彼女は，マイケルが怒るので「いずれは誰かをひどく傷つけるだろう」と心配していることをほのめかした。

　初期スクリーニングを進めながら，エコ・マップを完成させた（図R3.1参照）。メアリーからの情報で，この家族は社会的支援が欠如し，重大なストレッサーを経験していることが明らかになった。例えば，メアリーには拡大家族がおらず，親しい友人は2人だけということが明確になった。このことを彼女は「ほとんどいない」と表現した。彼女が示唆したように，息子の行動を見過ごすことのできる人はいなかったため，友人を失った。メアリーは抑うつ感，絶望感，そして怒りの感情を示した。メアリーは仕事を持っているが，安定していない。マイケルの問題行動をなんとかして欲しいという学校からの度重なる連絡で，彼女は多くの業務を休んでいる。そのため，メアリーも一貫したペースで仕事をこなすことができなくなり，経済的な心配を抱えている。このように，1つのストレッサーがあると別のストレッサーが悪化するという同様の事例は多い。

サブシステム

活動	仕事／経済	支援
健康	精神性	公共機関
仲間	拡大家族	学校

拡大家族
➤ 親が既に死亡
➤ 兄弟との接触がない

支援
➤ 親しい友人は2人
➤ 協力的な上司がいる

公共機関
➤ 児童福祉機関が関与している
➤ 地元の子ども精神保健センターでカウンセリングを受ける

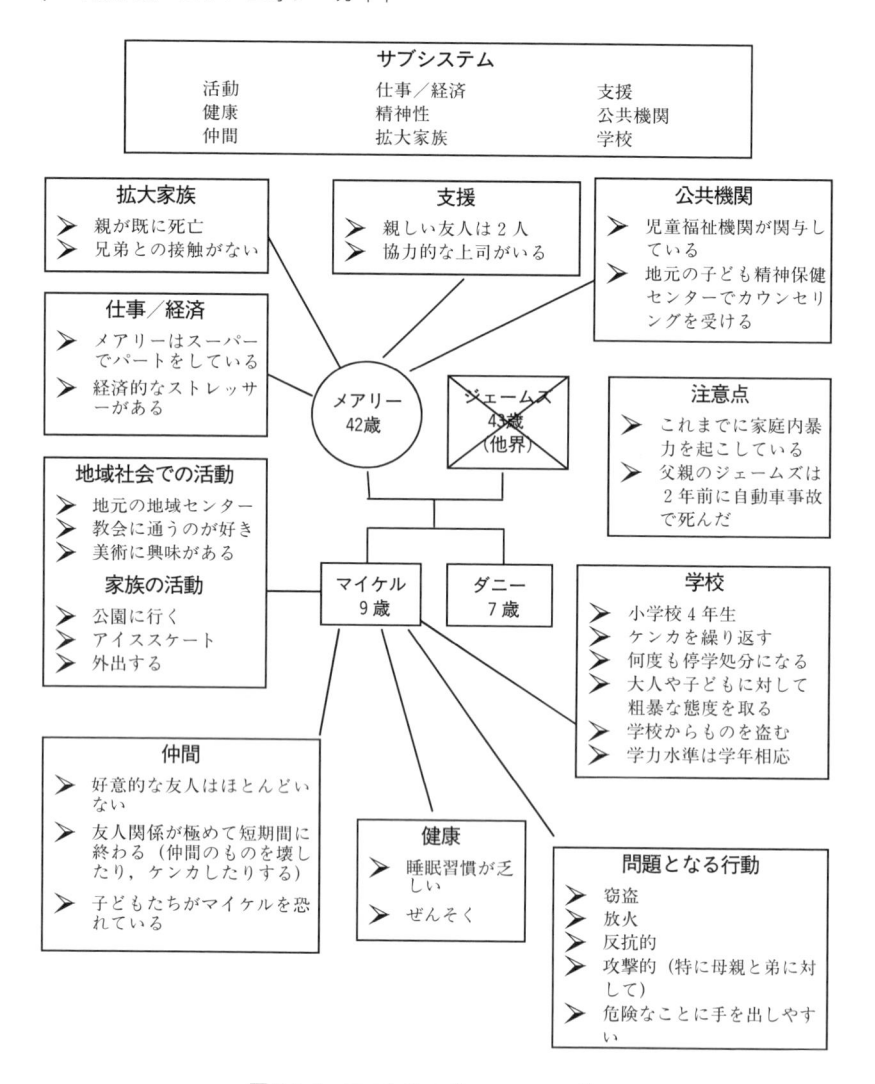

仕事／経済
➤ メアリーはスーパーでパートをしている
➤ 経済的なストレッサーがある

注意点
➤ これまでに家庭内暴力を起こしている
➤ 父親のジェームズは2年前に自動車事故で死んだ

地域社会での活動
➤ 地元の地域センター
➤ 教会に通うのが好き
➤ 美術に興味がある

家族の活動
➤ 公園に行く
➤ アイススケート
➤ 外出する

メアリー 42歳
ジェームズ 43歳（他界）
マイケル 9歳
ダニー 7歳

学校
➤ 小学校4年生
➤ ケンカを繰り返す
➤ 何度も停学処分になる
➤ 大人や子どもに対して粗暴な態度を取る
➤ 学校からものを盗む
➤ 学力水準は学年相応

仲間
➤ 好意的な友人はほとんどいない
➤ 友人関係が極めて短期間に終わる（仲間のものを壊したり，ケンカしたりする）
➤ 子どもたちがマイケルを恐れている

健康
➤ 睡眠習慣が乏しい
➤ ぜんそく

問題となる行動
➤ 窃盗
➤ 放火
➤ 反抗的
➤ 攻撃的（特に母親と弟に対して）
➤ 危険なことに手を出しやすい

図R3.1　マイケルの「エコ・マップ」

臨床家がこの家族のストレングス，ストレッサー，支援システム，そして子どもと家族の生活におけるキーパーソンを明らかにするためにエコ・マップを利用すると，現在ある支援メカニズムに基づいて事例を理解する方法や，ストレッサーをできるだけ少なくするというやりがいのある作業にとり組む方法を最初に解明することができる。例えばこの事例で見ると，担当する臨床家は公的支援（例：家族全員にアンガー・マネージメントが重要であることを強調しながら，カウンセリングを実施した），非公式支援（例：緊急の事態が起きたときに手助けしてくれる近所の人々と，地域社会での人間関係を確立させた），民間支援（例：身体的健康の問題にとり組み，母メアリーの年齢に見合った他者に会えるような機会をもたらしてくれるレクリエーション施設をメアリーに紹介した）を築こうと試みた。これで，支援システムは次の4種類の支援，すなわち，役割的支援（例：メアリーがマイケルと少し距離を置いて，週末に休憩できるようになった），情緒的支援（例：メアリーが困難な問題に直面したとき，彼女の話に傾聴し，共感した），評価的支援（例：メアリーが困難な状況を前向きにとり組んでいるときに，肯定的な言葉をかけてあげた），情報的支援（例：メアリーに，息子をうまく扱うための効果的な親業戦略を学べるようなサービスやリソースについて，詳しく情報提供した）をもたらしたのである。

要約

まとまりがなく無益で攻撃的な行為の再発を減少させるための協力的な環境をどうすれば最もよい形で創り上げられるのかについて，多くのことが今や知られている（Bellack, Mueser, Gingerick, & Agresta, 1997；Herbert, 1989）。非常に肯定的でグループ・ベースの介入を築き上げることができることは重要であるけれども，本人とその家族の日々の生活の中で，こうしたプログラムが不適切な形で実行されてしまうのなら，その有効性はたちまち失われる。Bellack et al.（1997）が表現しているように，「たとえ熟練したセラピストによる介入でも，通常の環境では元に戻ってしまう」（p.154）。

私たちがECFCで行っている12歳未満の子どもに対するプログラムの基礎となるのは,『今のことを止めて計画を立てる』Stop Now And Planという意味を表すSNAPTMと呼ばれる単純なテーマである。子どもたちはグループになり,「日常生活でイライラすること」に対処できるように支援するための,こうしたセルフ・コントロールと問題解決戦略を学ぶ (Day & Augimeri, 1996を参照)。注目すべきことは,SNAPTMとは子どもが衝動性をコントロールするのに用いる戦略というだけではなく,親や専門家にも同じ原理を正確に応用するということである。もちろんこの課題は,公的プログラムで高められたスキルが日常生活でも生じ,用いることを確実にする方法の1つである。こうしたスキルの般化には,時間と練習が必要となる。私たちや他の人の経験では,努力はしなければならないが,少なくとも原理に従えば,スキルを般化させることは困難な課題ではない(例えばAnthony, Cohen, & Farkas, 1990；pp. 113-127を参照)。般化のプロセスを促進するためには,Cohen, Ridley, & Cohen (1985) は以下の原理を示している。すなわち (1) 日常生活に存在する自然強化子を用いる, (2) 実生活での環境のままで支援する (例えばTharp & Wetzel, 1985), (3) 本人の最も興味あることで最も上手に支援する方法について,暗黙の情報を与える, (4) スキルの練習を積んだら,本人が自らの内発的動機づけを信じるようにして,外的強化子に頼らずにできるように手助けする, (5) 報酬を与えるタイミングを徐々に遅らせる, (6) できるだけ多くの,さまざまに異なる環境で教える機会を探り出す, (7) 自己評価と自己強化が重要であると強調する (8) 一般原理と規則の習得を重視する, (9) 課題を複雑にする場合はゆっくりと行う, (10) 本人が目標を構築し,効果的な介入技法を個別に用いることができるように支援する。最後のポイントは,当然ながらこうした特徴を強調「し過ぎる」ことがないようにしつつ,精神保健と矯正の専門家の側の熱意と信頼が成功には不可欠である。

参考文献

Anthony, W., Cohen, M., & Farkas, M. (1990). *Psychiatric rehabilitation*. Boston, MA: Center for Psychiatric Rehabilitation.

Augimeri, L. K., Koegl, C. J., Webster, C. D., & Levene, K. S. (2001). *Early assessment risk list for boys (EARL-20B), version 2*. Toronto: Earlscourt Child and Family Centre.

Bellack, A. S., Mueser, K. T., Gingerick, S., & Agresta, J. (1997). *Social skills training for schizophrenia: A step-by-step guide*. New York: Guilford Press.

Cohen, B. F., Ridley, D. E., & Cohen, M. R. (1985). Teaching skills to severely psychiatrically disabled persons. In H. A. Marlowe & R. B. Weinberg (Eds.), *Competence development: Theory and practice in special populations* (pp. 118 — 145). Springfield, IL: Charles C. Thomas.

Day, D. M., & Augimeri, L. (1996). *Serving children at risk for juvenile delinquency: An evaluation of the Earlscourt Under 12 Outreach Project (ORP)*. Report to the Department of Justice, Canada.

Eaves, D., Tien, G., & Wilson, D. (1997). A systems approach to the management of impulsive behavior. In C. D. Webster & M. A. Jackson (Eds.), *Impulsivity: Theory, assessment, and treatment* (pp. 409-423). New York: Guilford.

[*1] Hengeller, S. W., Schoenwald, S. K., Borduin, C. M., Rowland, M. D., & Cunningham, P. B. (1998). *Multisystemic treatment of antisocial behavior in children and adolescents*. New York: The Guildford Press.

Herbert, M. (1989). *Working with children and their families*. Chicago: Lyceum.

Koegl, C. J., Webster, C. D., Michel, M., & Augimeri, L. K. (2000). Coding raw data: Toward understanding raw life. *Child and Youth Forum, 29*, 229-246.

McGoldrick, M., & Gerson, R. (1989). Genograms and the family life cycle. In B. Canter & M. McGoldrick (Eds.) *The changing family life cycle*, 2nd ed. (pp. 164-187). Boston, MA: Allyn & Bacon.

The Times English Dictionary. (1st ed.). (2000). Glasgow, UK: Harper-Collins.

Tharp, R. G. & Wetzel, R. J. (1969). *Behavior modification in the natural environment*. New York: Academic Press.

*²Webster, C. D., Douglas, K. S., Eaves, D., & Hart, S. D. (1997). *HCR-20: Assessing risk for violence* (Version 2). Burnaby, British Columbia: Mental Health, Law and Policy Institute, Simon Fraser University.

---

*¹マルチシステミックセラピー:児童と青年の反社会的行動に対する治療.(吉川和男監訳):星和書店,東京,刊行予定.

*²Christopher D. Webster ほか(吉川和男監訳):HCR-20 暴力のリスク・アセスメント 第2版.星和書店,東京,2007.

R 4 章

治療的試みの遵守

Randy Borum, Marvin Swartz,
Jeffrey Swanson, & Sandy Wiseman

HCR-20 項目解説

HCR-20 の項目 R 4 である「治療的試みの遵守」は，目指すべき目的を達成しようとする動機付けを欠いていて，処方された薬物を服用し，同意された治療的介入に従おうという意思がないか，あるいはできなくなっていることに関連している。

遵守性の欠如を理解する

治療的あるいは教育的な試みを遵守しないことは，重篤な精神疾患や人格障害をもった人々にはよくみられることである。そのような人たちのかなり，すなわち，ほとんど半数が精神病院や矯正施設を出た後に，外来治療を中断する (Olfson, Hansell, & Boyer, 1997)。同様に，多くの人々が指示された薬物療法を遵守することができない (Fenton, Blyler, & Heinssen, 1997)。治療に対する遵守性の欠如は（薬物乱用が合併しているとなおさらであるが），一貫して再発や再入院のリスクの増大に関与してきたし，最近の報告では，暴力的行動や再犯のリスクにも結びつくことが分かっている (Swanson et al., 2000 ; Swanson et al., 2001)。

治療に対する遵守性の欠如は，様々な否定的な結果をもたらすことになるので，治療計画を立てる際には，いつもコンプライアンスの状況を最適にするように努めるべきである。しかし，コンプライアンスを高めるためには，治療を行っている臨床家やそのチームが，患者が治療を継続し，進められたプログラムに従う可能性を高めたり，減らしたりする要因が何かについてよ

く理解しておかなければならない（Breen & Thornhill, 1998）。治療を遵守しない理由には様々なものがあるが，一般的に以下に示す領域の中で1つ以上が該当することである。

　理解：自分の精神状態や治療の必要性を理解していないために，治療を遵守しない人がいる。これは，患者がそのような必要性をきちんと理解するように教育されていないために起こることもあるし，あるいは患者の病的体験が洞察力を歪めることによって起こることもある（つまり前述したC1に関連する）。洞察力の低い人たち（つまり，病識がなかったり，病気の重症度や治療の必要性を正しく理解していない）は，内服もしないし，治療に参加したがらない傾向がある。統合失調症の半数，大うつ病の4分の1は，治療に関連した意思決定能力に何らかの根本的な問題を抱えている（Grisso & Apppelbaum, 1995）。その結果，このような人たちはコンプライアンスの可能性が減じる。

　動機付け：なかには，自分は治療が必要な病気に罹患しているということは理解できていても，治療を受けようという動機付けに欠けている人もいる。また，ある場合には病気のために，あらゆる行動を（治療を求めることも含めて）起こすこともできないほどに，意思決定能力が障害されていることもある。しかしながら，別の場合には，治療提供者と時間を共有したくないと思っている人もいるし，また向精神薬を服用することや精神科治療を受けることを恥だと感じている人もいる。動機付けがなされていないために直接的にコンプライアンスに問題が生じ，決まって起きる問題は，提供された治療プロセスに患者をきちんと乗せられない，あるいは治療同盟を一緒に築けないということである（Dunbar-Jacob, 1993）。

　利用しやすさ：治療の必要性を理解し，治療を受けようという動機付けもできている人であっても，利用しやすさという点からコンプライアンスの問題を引き起こすかもしれない。人によっては，こうした障害は直接的に金銭的な問題，すなわち，彼らの意にかなっていて，彼らの状態に最も適している投薬であったとしても，それに対して支払うだけの経済的余裕がないとい

うこともある。このようなことは，うつ病に対する選択的セロトニン再取り込み阻害薬（SSRI）や統合失調症に対する第2世代（非定型）抗精神病薬については，ますます当てはまるようになっている。これら新薬は古い薬よりずっと副作用が少ないが，大概値段が高い。コスト面以外のことについても，治療をどこで受けるのかという問題がしばしば起こる。患者によってはケアを受けるのに都合のよい場所がうまく見つからないということもあるし，また最もよく起こる問題は，精神保健センターから処方や訪問治療を患者が受けたくても，困難であったりひどく不便だったりすることである。

　効果：患者によっては，治療を受けることによる費用と効果を合理的に分析した上で，治療を受けないという決定を下すこともありうる。あるいは，治療を提案しても，それが自分の問題の解決に多少なりとも役に立つということを信じず，期待さえしない人たちがいる。例えば，自分や周りの人たちに対してこれまでに処方された薬には効果がなかったとか，自分の抱えている問題のタイプには薬物療法は適していないとか，一般的な個人精神療法には何のメリットもないと考えているならば，進んで治療を受けようとは思わないであろう（Budd, Hughes, & Smith, 1996）。たとえ治療が効果的であると分かっている人であっても，それにかかる「コスト」や副作用を考えて，いかに利益があろうとそれを避けたいと思うかもしれない。多くの薬物，特に第1世代の薬は，抗コリン作用の副作用が強く，また思考を鈍らせたり，運動機能や性機能を障害したりすることもある。定型抗精神病薬（例えばハロペリドール）は，気分を抑うつ的にし，消化器症状，貧血，振戦，静止不能，眼球上転，頚の痙攣，（長期使用で）遅発性ジスキネジアなどの副作用を引き起こすことが知られている。得られる利益よりも薬による不快のほうが患者に重要視されることによって，治療に協力してもらえないこともある（Fleischhacker, Meise, Guenther, & Kurz, 1994）。同様に，治療者から非常に嫌な経験を受けたことがあるために，病気の改善には必要であると分かっていても，その治療者と関係を持ちたくないと考えている患者もいる。さらに，精神障害と人格障害を合併している多くの患者は，部分的に自分の症状

を自己管理する方法として（精神症状やストレスを軽減するために）アルコールを飲み，違法薬物を使用し（それが結果あるいは原因となって）処方された薬を服用しないことがある（Swartz, Swanson, Hiday, Borum, & Wagner, 1998）。

治療の遵守性を改善する

　治療の遵守性を改善するポイントとなるのは以下のようなことである。(1) 契約：治療同盟を築き，積極的に治療プロセスに巻き込む，(2) 予防：コンプライアンスを阻害あるいは妨害する可能性のあるものを評価し，備える，(3) モニター：治療の流れにのっているかどうかを確認し，またそれを促進する。

　契約：治療を理解し，十分納得し，治療上の利益が分かれば，こちらが勧めたことに協力を得られやすい。提案している治療がどのようなものなのか，なぜその治療が選ばれたのかということについて，可能な限り患者に理解してもらうように努めなければならない（Kane, 1997）。治療計画の作成プロセスは，患者と治療者との間の共同作業とみなされるべきである。患者が計画に賛成しなければ，治療にもやはり同意しないであろう。治療者との間にラポールと信頼が築かれ，患者が治療者のことを共通の目標に向かって作業を行う協力者とみなしたとき，コンプライアンスも高まる。予備的な研究によると，良好な治療関係は暴力行動リスクに対する防御因子となりうることが示唆されている（Beauford, McNiel, & Binder, 1997）。さらに，これまでの研究により，患者を教育し，動機付けを高めることで，服薬コンプライアンスが改善し，定期的な通院も促される効果があることが一貫して示されている。コンプライアンスの教育を一度だけでも行うと，再診率が30％以上増加するというデータもある（Daley & Zuckoff, 1998）。

　予防：治療計画を作成するときに，患者の遵守性を阻害する要因をあらかじめ想定しておくことは有効である。例えば，薬に何らかの好ましくない副作用があるのならば，患者にはそれを伝え，可能な解決策について教育し，

副作用が実際起こった場合には他の治療法もあることを医師が伝えておくべきである。問題が主に実際的な管理に関することならば，臨床家は，必要なことを注意喚起するよう計画を立て，治療現場への移動手段を容易にするよう支援できる。ここでのプランニングの枠組みは，物質乱用の治療において用いられる再発予防モデルに似ている。すなわち，治療の遵守性を阻害しうるものを，起こる前に同定し，克服する戦略を作り出すことである。

　モニター：効果的にモニタリングすることでも治療の遵守性は高められる。場合によっては，患者の許可を得たうえで，家族などが治療計画を立てる過程から参加することによって，臨床家が患者の状態を地域でモニターするのを助け，それが治療に対する遵守性を促すことになる（Johnson, 1997）。別の場合には，モニタリングの責任はさらに直接的に，臨床家や司法医学の専門家，精神保健システムにかかってくることもある。治療の遵守性を高めるために，デポ剤が使われる場合もある。刑事司法のケースでは，コンプライアンスをモニターしたり，薬物テストを実施したり薬を処方する者と十分な連絡を取ることについて，保護司や保護観察官が責任を持って対処するよう任命されていることもある。コンプライアンスのモニターとしては，違法薬物は使用しないことや処方された薬をきちんと服用するなどの比較的直接的で実施しやすい指示のようなものもある。あるいは，例えば，薬物やその代謝物を調べるために血液や尿をサンプルとして採取したり，医療スタッフが服薬状況を記録する場合もある。ある特定の人たちに近寄らないことや，夜間外出禁止令を遵守するなどの指示をモニターすることはかなり難しく，その違反を見抜くのもかなり難しい。様々な勧告を伴う条件付き釈放を受けた場合は，機関の連携（例えば，保護司やケース・マネージャーによって）が十分でないと，しばしばコンプライアンスに問題が生じる。その結果，驚くべきことに，誰ひとりとして，あるいは，どの組織もモニタリングの責任を負う者と任命されなくなり，治療が大きく失敗することがある。

　遵守性の欠如の既往があったり，治療の遵守性が欠けるために自傷や他害のリスクが高くなるような場合では，コンプライアンスを担保するために，

外来治療義務のような法的介入を用いる法域もある (Swartz et al., 1999)。最近のデータによると,外来治療義務は,一定の期間に限定し,かつ,通常の精神保健サービスと組み合わせて実施されれば,重篤な精神障害者の暴力行動のリスクを大幅に下げることが示されている (Swanson et al., 2001)。

参考文献

Beauford, J. E., McNiel, D. E., & Binder, R. L. (1997) Utility of the initial therapeutic alliance in evaluating psychiatric patients' risk of violence. *American Journal of Psychiatry, 154*, 1272-1276.

Breen, R. & Thornhill, J. (1998). Noncompliance with medication for psychiatric disorders: Reasons and remedies. *CNS Drugs, 9*, 457-471.

Budd, R., Hughes, I., & Smith, J. (1996). Health beliefs and compliance with antipsychotic medication. *British Journal of Clinical Psychology, 35*, 393-397.

Daley, D. & Zuckoff, A. (1998). Improving compliance with the initial outpatient session among discharged dual diagnosis clients. *Social Work, 43*, 470-473.

Dunbar-Jacob, J. (1993). Contributions to patient adherence: Is it time to share the blame? *Health Psychology, 12*, 91-92.

Fenton, W., Blyler, C., & Heinssen R. (1997). Determinants of medication compliance in schizophrenia: Empirical and clinical findings. *Schizophrenia Bulletin, 23*, 637-651.

Fleischhacker, W., Meise, U., Guenther, V., & Kurz, M. (1994). Compliance with antipsychotic drug treatment: Influence of side effects. *Acta Psychiatrica Scandinavica, 89* (382 Supp.), 11-15.

Grisso, T., & Appelbaum, P. (1995). The MacArthur treatment competence study: III. Abilities of patients to consent to psychiatric and medical treatments. *Law and Human Behavior, 19*, 149-174.

Johnson, D. (1997). The role of families in compliance with treatment. In B. Blackwell (Ed.), *Treatment compliance and the therapeutic alliance: Chronic mental illness* (vol. 5) (pp. 171-180). Singapore: Harwood Academic Publishers.

Kane, J. (1997). What can we achieve by implementing a compliance-improvement program? *International Clinical Psychopharmacol-*

ogy, 12 (Supp. 1), S43-S46.

Olfson, M., Hansell, S., & Boyer, C. (1997). Medication compliance. In D. Mechanic (Eds.), *Improving inpatient psychiatric treatment in an era of managed care* (pp. 39-49). San Francisco, CA: Jossey-Bass.

Swanson, J., Swartz, M., Borum, R., Hiday, V., Wagner, R., & Burns, B. (2000). Involuntary out-patient commitment and the reduction of violent behavior in persons with severe mental illness. *British Journal of Psychiatry, 176*, 324-331.

Swanson, J., Borum, R, Swartz, M., Hiday, V., Wagner, R., & Burns, B. (2001). Can involuntary outpatient commitment reduce arrests among persons with severe mental illness? *Criminal Justice and Behavior, 28*, 156-189.

Swartz, M., Swanson, J., Hiday, V., Borum, R., & Wagner, R. (1998). Violence and severe mental illness: The effects of substance abuse and nonadherence to medication. *American Journal of Psychiatry, 155*, 226-231.

Swartz, M., Swanson, J., Wagner, R., Burns, B., Hiday, V., & Borum, R. (1999). Can involuntary outpatient commitment reduce hospital recidivism? Findings from a randomized controlled trial in severely mentally ill individuals. *American Journal of Psychiatry, 156*, 1968-1975.

R 5 章

ストレスを減らす

Sheilagh Hodgins

HCR-20 項目解説

　HCR-20 の項目 R 5 の「ストレス」は，ストレスが攻撃的な行動の起こりやすさを高めるということが数多くの研究によって示されているという理由で，HCR-20 に含まれている。ストレスは主要精神障害の再燃の引き金にもなる。この項目と関連するリスク・マネージメントの戦略には，避けられないストレス状況に対処し，避けられるストレスを予見して回避するために，いかにして問題を解決し，いかにして有効な方法を使うかについて訓練し，可能性のあるストレスをできるだけ少なくするような生活と労働の環境を整えることによって，ストレスを減ずる方法を同定することも必要となる。ストレスを減らす手順には，少なくとも 4 つの段階がある。

　第 1 段階：その個人にとって何がストレスとなるのかを学ぶために，一緒に取り組むのが最初の段階である。このためには，その個人のことをよく知ることと，過去に攻撃的に行動したり，症状を示したときの状況に関する多くの情報を得ることが重要である。その個人と過去の経歴についての深い知識が必要である。というのは，精神障害者にとっては，どのような状況が自分にとってとくに困難で，苦痛で，混乱させるのかを特定することが難しいことが多いからである。言い換えれば，彼らにとっては，ある状況で自分たちがどのようにして感じ，どのように反応しているのかが分からないのである。

　ストレスというのは人それぞれによって違う。ある人にとって苦になることも，別の人にとっては必ずしも苦にならない。したがって，その人にとってストレスとなるような出来事や状況をリストアップするには，本人と長い

時間をかけて面談したり，記録を注意深く読んだり，病棟スタッフ，家族，友人と話し合うことが必要である。この点について有用なものとして，Brown & Harris(1978)によって開発された，ストレスとなる出来事を特定するための面接手法がある。これが有用である理由は，ある人にとってはほんの取るに足らない小さな状況や出来事であっても別の人にとっては非常にストレスとなる可能性があるという考え方を重視しているからである。何がその人にとってストレスとなるのかを見極める上では，ストレスに対して比較的反応がないと思われがちな反社会性人格障害の人たちであっても，実際には，彼らにとって何らかのストレスを強く与えるような状況というものはあるのだという視点も重要である。たとえばある研究によれば，反社会性人格障害の患者たちは，病棟の移動があったときに攻撃的な行動を示すということが報告されている (Tavernor, Tavernor, & Crispin, 1996)。

　第2段階：第2の段階は，その人にとってストレスになると同定された出来事や状況を，強さに応じてランク付けをすることである。リストアップの作業をした段階で，すでに多くの出来事や状況についてこのことは既に明らかになっているかもしれない。今のところまだ起こっていないストレス要因（例えば，家族や親しい友人の死など）については，その個人がどのように反応しそうかを確認することが必要となる。ストレス要因の強さがランク付けされたならば，それぞれが過去に攻撃的な行動や症状の悪化と関係していたか否かということに注意しておくことも必要である。

　第3段階：第3の段階では，その個人が，問題を分析して解決し，ストレスに対処できるスキルがあるかどうかを評価することと，新しいスキルを獲得する能力があるかどうかを評価することである。対処スキルの測定に有用な尺度が，Endler & Parker (1990)によって開発されている。これはストレスへの本人の対処方法を測定し，ストレスとなる出来事や状況に直面化した場合に用いる有効あるいは無効な戦略の双方に関する情報を与えてくれる。

　問題解決と対処スキルの両方を教育する上で有益なものとして示されてい

る行動療法的なプログラムがある。このようなプログラムは，様々な障害をもつクライアントたちに現れる独自の問題に適用される必要がある。たとえば，統合失調症の患者たちの場合には問題解決とストレス対処に使われる前頭葉の構造に障害をもっている。しばしば彼らは，自分にとってそれがストレスだとわかっているような出来事に直面化したときに，困惑したり症状を示したりする。しかし，その精神障害にかかわらず，彼らには，問題解決の方法やストレスへの対処方法を教えるために特別にデザインされた介入が実際に役立つのである。彼らにとって適切かつ達成可能な学習目標と快適な学習環境を同定することが課題となる。統合失調症者に対するスキル訓練プログラムは具体的であるべきで，抽象的な思考を用いない方がよい。どのように振る舞うべきかを話し合っても得られるものはほとんどない。むしろ，学習はロールプレイを用いたり，実生活の状況で実践を積むことによって達成されることが多い。

　主要感情障害を有する個人の場合には，ストレスに対して異なった反応をする。彼らは感情的になり，出来事を過剰に演出し，目の前の問題を解決するような行動をとることができないので，対処能力に乏しい。したがって，彼らには，効果的な問題解決行動をとることではなくストレスを受けたときに感情的に反応しないことを学ばせるようなトレーニング・プログラムが必要だということになる。

　反社会性人格障害の人たちは，自分の行動の結果を予測するのに大きな困難を有している。彼らはしばしば，異なった場所で同じ時間に異なった2人の人物と会う約束をしてしまうとか，派手な車をリースで借りておきながら，その後，そのレンタル代金を支払うお金がないといったようなことをしてしまう。このようにして，先のことを考えないことで自分自身にストレスを作り出し続けるのである。彼らのためのスキル訓練プログラムでは，どのように振る舞うかを選択する際の基礎知識として，様々な行動の結果の評価を学ぶことに焦点をあてる（Ross & Ross, 1995を参照）。

　しかしながら，最大限の達成を得るためには，スキル訓練プログラムはク

ライアントに欠けている特定のスキルだけに合わせて行えばよいというものではなく，その人の学習能力にも合わせなければならない。こうすることで，治療の目的やセラピストとクライアントが抱く期待とが現実的なものとなる。さらに，失敗体験を回避し，成功体験を生み出すことも必須である。これは，本人が学習しやすいようにスキルをより細かい段階に分けることによって行うことができる。

第4段階：問題解決や対処スキルを教えるためにデザインされたプログラムだけではなく，精神障害者や人格障害者を有する個人は，自分が何に対処できて，何に対処できないかを正確に評価することを学ぶ必要がある。言い換えれば，彼らには具体的な助けが必要なのである。つまり，第1段階で作成したリストから学習し，第2段階ではランク付けをし，自分にとって難しいと思われ，しかも回避することができる状況ならば，その場に身を置かないようにすることである。しばしば，彼らの判断力が乏しいため，繰り返し不必要に自らをストレスの原因となるような状況に身を置き，結果的に攻撃的な行動の可能性を高めてしまう。ここでの目標は，彼らに将来の状況を評価する能力を高めてもらうことと，負担がかかったり不安の元になったりするような状況をできるだけ回避してもらうことである。

たとえば，統合失調症の患者は対人対処能力に乏しいことが多い。グループ活動や家族集会に参加することは，かなり困難でリスクを伴い，しばしば葛藤を引き起こしたり，攻撃性を爆発させてしまう。主要感情障害を有する人たちはしばしば自分の対処能力を過大評価する。たとえば，締め切りの迫った非常に無理な労働，夜や週末を徹しての超過勤務，昼食や夕食の時間もないような仕事などを引き受けてしまう。彼らはまた，自分が成し遂げなければならないものについて，非現実的な予測と目安をもっており，それが彼らに不必要にストレスをもたらす。反社会性人格障害を有する人たちはわざわざトラブルになるような状況に身を置く。彼らは，多くの反社会的な人たちのたまり場のような地域に住むことを好み，そこでは絶えず犯罪行動に手を染めるような状況が用意されている。彼らは，往々にして，薬物が売られ

ている酒場に出向き，そして面子を失うことを恐れて，断ることができない。このように，ストレスの中には，それが生ずるような状況を避けることで避けられるものもある。

自分にとってストレスとなる状況を同定することを学習させるのと同時に，できるだけそのような状況を少なくするように生活環境と労働環境を調整させることも重要である。退院時の生活環境調整の選び方というのは，極めて重要である。たとえば，既に述べたように，統合失調症の患者は他人との接触がかなり苦手である。この問題は，統合失調症の患者が退院して元の家族と一緒に過ごすことになった場合に，その状況をストレスフルであると感じ，攻撃的な行動で反応してしまうという最近の研究の結果からも明らかである (Estroff, Swanson, Lachicotte, Swartz, & Bolduc, 1998)。もし，彼らの生活スキルが十分で，ケース・マネージャーなどが今後不可欠と判断した治療に参加させるために必要な支援や監督を提供できる限りは，そのような患者たちは単身生活の方がうまくいく可能性がある。アルコールや薬物の使用を避ける上では，環境を構造化することも大切である。もちろん，物質使用は対処能力を劇的に減らし，問題を実際以上に悪いものにしてしまう。同様に，反社会性人格障害を有する人たちには，同じような思考をもった人たちや，犯罪の温床となるような下位文化に交わる誘惑がとりわけ強いような近隣集団の中で生活しないように指導することが賢明である (Andrews & Bonta, 1998)。

参考文献

Andrews, D. A., & Bonta, J. (1998). *The psychology of criminal conduct* (2nd ed.). Cincinnati, OH: Anderson Publishing.

Brown, G. W. & Harris, T. (1978). *The social origins of depression: A study of psychiatric disorder in women.* London: Tavistock Publishers.

Endler, N. S. & Parker, J. D. A. (1990). Multidimensional assessment of coping: A critical evaluation. *Journal of Personality and Social Psychology, 58,* 844-854.

Estroff, S. E., Swanson, J. W., Lachicotte, W. S., Swartz, M., & Bolduc, M. (1998). Risk reconsidered: Targets of violence in the social networks of people with serious psychiatric disorders. *Social Psychiatry and Psychiatric Epidemiology, 33* (suppl. 1), s95-s101.

Ross, R. R., & Ross, R. D. (1995). *Thinking straight.* Ottawa: Air Publications.

Tavernor, R., Tavernor, S., & Crispin, Z. (1996). Life events and psychopathy: Influence of sudden ward environmental change on psychosocial functioning in psychopathically disordered Special Hospital patients. *Journal of Forensic Psychiatry, 7*, 393-399.

セクション 4
補足的資料

補足的資料

HCR-20 リスク・マネージメント計画書とリスク追跡表
Kevin S. Douglas & Christopher D. Webster

コンパニオン・ガイドの最後のセクションで、我々はリスク・マネージメントの介入を計画するためと HCR-20 の得点を時間の経過とともに追跡していくための「ワークブック」の図表を提示する。HCR-20 リスク・マネージメント計画書は、10 の中心的な章（そのようなことで C と R 項目）の内容に基づいて特定の期間のリスク・マネージメント計画を提示するために用いることができる。HCR-20 リスク追跡表は反復的に測定された C と R 項目、同様に、H スケールと総合得点を記録し、これらのリスク領域についての個人の状態と進展を追跡するために用いることができる。

このセクションは HCR-20 に関係する参考文献のリストで締め括る。

HCR-20 リスク・マネージメント計画書

Kevin S. Douglas & Christopher D. Webster

C1．洞察の欠如

- _____
- _____
- _____
- _____

C2．否定的態度

- _____
- _____
- _____
- _____

C3．活発な症状

- _____
- _____
- _____
- _____

C4．衝動性

- _____
- _____
- _____
- _____

C5. 治療反応性がない

- _____
- _____
- _____
- _____

クリニカル項目に基づく防止計画

_____
_____
_____
_____
_____
_____
_____
_____

R1. 計画が実行可能性を欠く

- _____
- _____
- _____
- _____

R2. 不安定化要因への暴露

- _____
- _____
- _____
- _____

| R3. 個人支援の欠如 |

-
-
-
-

| R4. 遵守性の欠如 |

-
-
-
-

| R5. ストレス |

-
-
-
-

| リスク・マネージメント項目に基づく防止計画 |

HCR-20 リスク追跡表

Kevin S. Douglas & Christopher D. Webster

氏名／ID：_____

日付							

Cスケール							
C 1							
C 2							
C 3							
C 4							
C 5							
合計							

Rスケール □施設内 □施設外							
R 1							
R 2							
R 3							
R 4							
R 5							
合計							

Hスケール							
合計							

総計							

補足的資料

HCR-20 に関連した普及啓発

Kevin S. Douglas

● HCR-20

Webster, C. D., Douglas, K. S., Eaves, D., & Hart, S. D. (1997). *HCR-20: Assessing risk for violence* (version 2). Burnaby, British Columbia: Mental Health, Law, and Policy Institute, Simon Fraser University.

Webster, C. D., Eaves, D., Douglas, K. S., & Wintrup, A. (1995). *The HCR-20 scheme: The assessment of dangerousness and risk.* Burnaby, British Columbia: Simon Fraser University and British Columbia Forensic Psychiatric Services Commission.

● HCR-20 翻訳

〈オランダ語版〉

Webster, C. D., Douglas, K. S., Eaves, D., & Hart, S. D. (2000). *HCR-20: Beoordelen van het risico van gewelddadig gedrag*, Versie 2 (M. Philipse, C. de Ruiter, M. Hildebrand, & Y. Bouman, Eds. and Trans.). Nijmegen/Utrecht, The Netherlands: Prof. Mr. W. P. J. Pompestichting & Dr. Henri van der Hoeven Stichting (Original work published 1997).

〈フランス語版〉

Webster, C. D., Douglas, K. S., Eaves, D., & Hart, S. D. (1999). *HCR-20: Évaluation du risque de violence*, version 2. Burnaby, British Columbia: Mental Health, Law, and Policy Institute, Simon Fraser University (Original work published 1997).

〈ドイツ語版〉

Webster, C. D., Douglas, K. S., Eaves, D., & Hart, S. D. (1998). *Die Vorhersage von Gewalttaten mit dem HCR-20* (R. Müller-Isberner, D. Jöckel, & S. G. Cabeza, Eds. and Trans.). Haina, Germany: Institut für Forensische Psychiatrie (Original work published 1997).

〈スウェーデン語版〉

Webster, C. D., Douglas, K. S., Eaves, D., & Hart, S. D. (1997). HCR-20: *Bedömning av risk för framtida våld. Manual med instruktioner och kommentarer* (H. Belfrage & G. Fransson, Eds. and Trans.). Växjö: Psykiatriskt regionvårdscentrum Landstinget Kronoberg (Original work published 1997).

● ブックレビュー

Buchanan, A. (2001). [Review of the book, *HCR-20: Assessing risk for violence*, Version 2]. *Criminal Behaviour and Mental Health, 11*, S77-S89.

Mossman, D. (2000). Evaluating violence risk 'by the book' [Review of the books, *HCR-20: Assessing risk for violence*, Version 2, and *The manual for the Sexual Violence Risk—20*]. *Behavioral Sciences and the Law, 18*, 781-789.

Witt, P. H. (2000). A practitioner's view of risk assessment [Review of the books, *HCR-20: Assessing risk for violence*, Version 2, and *The manual for the Sexual Violence Risk—20*]. *Behavioral Sciences and the Law, 18*, 791-798.

● 実証研究

Belfrage, H. (1998). Implementing the HCR-20 scheme for risk assessment in a forensic psychiatric hospital: Integrating research and clinical practice. *Journal of Forensic Psychiatry, 9*, 328-338.

Belfrage, H., Fransson, G., & Strand, S. (2000). Prediction of violence using the HCR-20: A prospective study in two maximum-security correctional institutions. *Journal of Forensic Psychiatry, 11*, 167-175.

Cooke, D. J., Michie, C., & Ryan, J. (2001). *Evaluating risk for violence: A preliminary study of the HCR-20, PCL-R and VRAG in a Scottish prison sample*. Report submitted to the Scottish Prison Service.

Dernevik, M. (1998). Preliminary findings on reliability and validity of the Historical-Clinical-Risk Assessment in a forensic psychiatric setting. *Psychology, Crime, and Law, 4*, 127-137.

Dernevik, M., Falkheim, M., Holmqvist, R., & Sandell, R. (2001). Implementing risk assessment procedures in a forensic psychiatric setting: Clinical judgement revisited. In D. Farrington, C. Hollin & M. McMurran (Eds.), *Sex and violence: The psychology of crimes and risk assessment*. London: Harwood Academic Publishers.

Dernevik, M., Grann, M., & Johansson, S. (2001). Violent behaviour in forensic psychiatric patients: Risk assessment and different risk-management levels using the HCR-20. *Psychology, Crime & Law, 8*, 1-19.

Douglas, K. S., & Webster, C. D. (1999). The HCR-20 violence risk assessment scheme: Concurrent validity in a sample of incarcerated offenders. *Criminal Justice and Behavior, 26*, 3-19.

Douglas, K. S., Ogloff, J. R. P., Nicholls, T. L. & Grant, I. (1999). Assessing risk for violence among psychiatric patients: The HCR-20 violence risk assessment scheme and the Psychopathy Checklist: Screening Version. *Journal of Consulting and Clinical Psychology, 67*, 917-930.

Grann, M., Belfrage, H., & Tengström, A. (2000). Actuarial assessment of risk for violence: Predictive validity of the VRAG and the historical part of the HCR-20. *Criminal Justice and Behavior, 27*, 97-114.

Hodgins, S, Tengström, A., Östermann, R., Eaves, D., Hart, S. D. Kronstrand, R., Levander, S., Müller-Isberner, R., Tiihonen, J., Webster, C. D., Eronen, M., Freese, R., Jöckel, D., Kreuzer, A., Levin, A., Maas, S., Repo, E., Ross, D., Tuninger, E., Kotilainen, I., Väänänen, K., Vartianen, H., & Vokkolainen, A. (in press). An international comparison of community treatment programs for mentally ill persons. *Criminal Justice and Behavior*.

Ross, D. J., Hart, S. D., & Webster, C. D. (1998). *Aggression in psychiatric patients: Using the HCR-20 to assess risk for violence in hospital and in the community*. Burnaby, British Columbia: Mental Health, Law, and Policy Institute, Simon Fraser University.

Scharin, C. (1999). *Bedömning av återfallsrisk hos rättspsykiatriskt undersökta personer: En utvärdering av skattningsskalan HCR-20*. Unpublished manuscript.

Strand, S., & Belfrage, H. (2001). Comparison of HCR-20 scores in violent mentally disordered men and women: Gender differences and similarities. *Psychology, Crime and Law, 7*, 71-79.

Strand, S., Belfrage, H., Fransson, G., & Levander, S. (1999). Clinical and risk management factors in risk prediction of mentally disordered offenders: More important that actuarial data? *Legal and Criminological Psychology, 4*, 67-76.

Webster, C. D., Douglas, K. S., Belfrage, H., & Link, B. (2000). Capturing change: An approach to managing violence and improving mental health. In S. Hodgins & R. Müller-Isberner (Eds.), *Violence among the mentally ill* (pp. 119-144). Dordrecht, Netherlands: Kluwer/Academic.

●学位論文

Brown, L. K. (2001). *Assessing risk elopement and breaches of conditional discharge in insanity acquittees*. Unpublished doctoral dissertation, Simon Fraser University, Burnaby, Canada.

Douglas, K. S. (1996). *Assessing the risk of violence in psychiatric outpatients: The predictive validity of the HCR-20 Risk Assessment Scheme*. Unpublished master's thesis, Simon Fraser University, Burnaby, Canada.

Douglas, K. S. (2001). *Making structured clinical decisions about violence risk: Reliability and validity of the HCR-20 violence risk assessment scheme*. Unpublished doctoral dissertation, Simon Fraser University, Burnaby, Canada.

Grann, N. (1998). *Personality disorder and violent criminality: A follow-up study with special reference to psychopathy and risk assessment*. Stockholm, Sweden: Karolinska Institute, Department of Clinical Neuroscience and Family Medicine.

MacEachern, A. (2001). *Violence risk assessment: Comparing the predictive validity of the HCR-20 and SAVRY in a population of adolescent offenders*. Unpublished master's thesis, Department of Psychology, Simon Fraser University, Burnaby, Canada.

Nicholls, T. L. (1997). *Comparing risk assessment with female and male civil psychiatric patients: The utility of the HCR-20 and PCL:SV*. Unpublished master's thesis, Department of Psychology, Simon Fraser University, Burnaby, Canada.

Nicholls, T. L. (2001). *Violence risk assessments with female NCRMD acquittees: Validity and reliability of the PCL:SV and HCR-20*. Unpublished doctoral dissertation, Simon Fraser University, Burnaby, Canada.

Vincent, G. M. (1998). *Criminal responsibility after Bill C-30: Factors predicting acquittal and lengths of confinement in British Columbia.* Unpublished master's thesis, Simon Fraser University, Burnaby, Canada.

Whittemore, K. E. (1999). *Releasing the mentally disordered offender: Disposition decisions for individuals found unfit to stand trial and not criminally responsible.* Unpublished doctoral dissertation, Simon Fraser University, Burnaby, Canada.

Wintrup, A. (1996). *Assessing risk of violence in mentally disordered offenders with the HCR-20.* Unpublished master's thesis, Simon Fraser University, Burnaby, Canada.

● 関連総説

Douglas, K. S. (2001). *HCR-20 violence risk assessment scheme: Overview and annotated bibliography* [On-line]. Available at http://www.sfu.ca/ psychology/groups/faculty/hartviolink.htm.

Douglas, K. S., Cox, D. N., & Webster, C. D. (1999). Violence risk assessment: Science and practice. *Legal and Criminological Psychology, 4*, 149-184.

Douglas, K. S., Macfarlane, E., & Webster, C. D. (1996). Predicting dangerousness in the contemporary Canadian mental health and criminal justice systems. *Canada's Mental Health, 43*, 4-11.

Douglas, K. S., & Webster, C. D. (1999a). Predicting violence in mentally and personality disordered individuals. In R. Roesch, S. D. Hart, & J. R. P. Ogloff (Eds.), *Psychology and law: The state of the discipline* (pp. 175-239). New York: Plenum.

Lyon, D. R., Hart, S. D., & Webster, C. D. (2001). Violence risk assessment. In R. Schuller & J. R. P. Ogloff (Eds.), *Law and Psychology: Canadian Perspectives* (pp. 314-350). Toronto: University of Toronto Press.

Webster, C. D., & Bailes, G. (2001). Assessing violence risk in mentally and personality disordered individuals. In C. R. Hollin (Ed.), *Handbook of offender assessment and treatment* (pp. 71-84). Chichester, UK: Wiley.

Webster, C. D., Douglas, K. S., Eaves, S. D., & Hart, S. D. (1997). Assessing risk of violence to others. In C. D. Webster & M. A. Jackson (Eds.), *Impulsivity: Theory, assessment, and treatment* (pp.

251-277). New York: Guilford.

● 学会発表

Côté, G. (2001, April). *Violent behaviour, PCL-R and HCR-20 among involuntary inpatients, forensic patients and inmates with major mental disorders.* Paper presented at the International conference of the International Association of Forensic Mental Health Services, Vancouver, Canada.

Dernevik, M. (2001, April). *Violent behaviour in forensic psychiatric patients: Risk assessment and different risk-management levels using the HCR-20.* Paper presented at the International conference of the International Association of Forensic Mental Health Services, Vancouver, Canada.

Dernevik, M., Falkheim, M., Holmqvist, R., & Sandell, R. (1999, July). *Implementing risk assessment procedures in a forensic psychiatric setting: Personal relationships between assessor and the assessed using the Historical-Clinical-Risk-20 scheme.* Paper presented at the International meeting of the American Psychology-Law Society (Div. 41 APA) and the European Academy of Psychology and Law, Dublin, Ireland.

Douglas, K. S., Klassen, C., Ross, C., Hart, S. D., & Webster, C. D. (1998, August). *Psychometric properties of HCR-20 violence risk assessment scheme in insanity acquittees.* Paper presented at the Annual meeting of the American Psychological Association, San Francisco, California.

Douglas, K. S., Ogloff, J. R. P., & Nicholls, T. L. (1997, August). *Violence by psychiatric patients: Validity of the HCR-20 Scheme and the Psychopathy Checklist: Screening Version.* Paper presented at the annual convention of the American Psychological Association, Chicago, Illinois.

Douglas, K. S., Ogloff, J. R. P., & Nicholls, T. L. (1997, June). *The role of personality disorders in community violence among civil psychiatric patients.* Paper presented at the Fifth International Congress of the Disorders of Personality, Vancouver, Canada.

Douglas, K. S., Ogloff, J. R. P., & Nicholls, T. L. (1997, June). *Assessing the risk for inpatient psychiatric violence.* Paper presented at the annual convention of the Canadian Psychological Association, Toronto, Canada.

Douglas, K. S., Webster, C. D., & Wintrup, A. (1996, August). *The HCR-20 Risk Assessment Scheme: Psychometric properties in two samples*. Poster presented at the annual convention of the American Psychological Association, Toronto, Canada.

Grann, M. (2001, April). *Actuarial assessment of violence risk: To weigh or not to weigh?* Paper presented at the annual meeting of the International Association of Forensic Mental Health Services, Vancouver, Canada.

Kullgren, G. (2001, April). *Clinical (C5) and risk (R-5) scores according to the HCR-20 as related to treatment factors and criminal recidivism*. Paper presented at the annual meeting of the International Association of Forensic Mental Health Services, Vancouver, Canada.

Müller-Isberner, R., & Jöckel, D. (1997, September). *The implementation of the HCR-20 in a German hospital order institution*. Paper presented at the Seventh European Conference on Psychology and Law, Solna, Sweden.

Müller-Isberner, R., Sommer, J., Özokyay, K., & Freese, R. (1999, November). *Clinical use of the HCR-20 for predicting violence in a German forensic psychiatric hospital*. Paper presented at the International Conference on Risk Assessment and Management: Implications for Prevention of Violence, Vancouver, Canada.

Nicholls, T. L., Ogloff, J. R. P., & Douglas, K. S. (1997, August). *Comparing risk assessments with female and male psychiatric outpatients: Utility of the HCR-20 and Psychopathy Checklist: Screening Version*. Paper presented at the annual convention of the American Psychological Association, Chicago, Illinois.

Nicholls, T. L., Ogloff, J. R. P., & Douglas, K. S. (1997, June). *Comparing risk assessments with female and male psychiatric inpatients: Utility of the HCR-20 and Psychopathy Checklist: Screening Version*. Paper presented at the annual convention of the Canadian Psychological Association, Toronto, Canada.

Nicholls, T. L., Vincent, G. M., Whittemore, K. E., & Ogloff, J. R. P. (1999, November). *Assessing risk of inpatient violence in a sample of forensic psychiatric patients: Comparing the PCL:SV, HCR-20, and VRAG*. Paper presented at the International Conference on Risk Assessment and Risk Management, Vancouver, Canada.

Ogloff, J. R. P., Douglas, K. S., Nicholls, T. N., & Grant, I. (1997, November). *Civil commitment and risk for violence in psychiatric patients.* Paper presented at the annual meeting of the Pinel Institute, Montreal, Canada.

Ogloff, J. R. P., Douglas, K. S., Nicholls, T. N., & Grant, I. (1997, May). *Involuntary civil commitment: Risk assessment, sex differences, and review panel decision making.* Paper presented at the annual convention of the Law and Society Association, St. Louis, Missouri.

Pham, T. H., Claix, A., & Remy, S. (2000, June). *Assessment of the HCR-20 in a Belgian prison sample.* Paper presented at the 4th European Congress on Personality Disorders, Paris, France.

Ross, D. (2001, April). *The relationship between HCR-20 scores and community violence in a sample of NCRMD outpatients.* Paper presented at the annual meeting of the International Association of Forensic Mental Health Services, Vancouver, Canada.

Vincent, G. (2001, April). *Using the HCR-20: File based researcher ratings vs. file and interview-based psychiatrist ratings.* Paper presented at the annual meeting of the International Association of Forensic Mental Health Services, Vancouver, Canada.

● 解説

Beech, A. R. (2001). Case material and interview. In C. R. Hollin (Ed.), *Handbook of offender assessment and treatment* (pp. 123-136). Chichester, UK: Wiley.

Borum, R. (1996). Improving the clinical practice of violence risk assessment: Technology, guidelines, and training. *American Psychologist, 51*, 945-956.

Borum, R. (1998). Forensic assessment instruments. In G. P. Koocher, J. C. Norcross, & S. S. Hill (Eds.), *Psychologists' desk reference* (pp. 487-491). New York: Oxford University Press.

Dolan, M., & Doyle, M. (2000). Violence risk prediction: Clinical and actuarial measures and the role of the Psychopathy Checklist. *British Journal of Psychiatry, 177*, 303-311.

Dvoskin, J. A., & Heilbrun, K. (2001). Risk assessment and release decision-making: Toward resolving the great debate. *Journal of the American Academy of Psychiatry and the Law, 29*, 6-10.

Edens, J. F., & Otto, R. K. (2001). Release decision making and planning. In J. B. Ashford, B. D. Sales, & W. H. Reid (Eds.), *Treating adult and juvenile offenders with special needs* (pp. 335-371). Washington, DC: American Psychological Association.

Hare, R. D., Clark, D., Grann, M., & Thornton, D. (2000). Psychopathy and the predictive validity of the PCL-R: An international perspective. *Behavioral Sciences and the Law, 18*, 623-645.

Heilbrun, K., Dvoskin, J., Hart, S., & McNiel, D. (1999). Violence risk communication: Implications for research, policy, and practice. *Health, Risk, and Society, 1*, 91-106.

Heilbrun, K., Ogloff, J. R. P., & Picarello, K. (1999). Dangerous offender statutes in the United States and Canada: Implications for risk assessment. *International Journal of Law and Psychiatry, 22*, 393-415.

Kramer, G. M., & Heilbrun, K. (2000). Decade of advances in risk assessment: Implications for corrections. *Correctional Mental Health Report, 2*, 17-18, 25-30.

Litwack, T. R. (2001). Actuarial versus clinical assessments of dangerousness. *Psychology, Public Policy, and Law, 7*, 409-443.

Mossman, D. (2000). Commentary: Assessing the risk of violence — are 'accurate' predictions useful? *Journal of the American Academy of Psychiatry and the Law, 28*, 272-281.

Norko, M. A. (2000). Commentary: Dangerousness — a failed paradigm for clinical practice and service delivery. *Journal of the American Academy of Psychiatry and the Law, 28*, 282-289.

Otto, R. K. (2000). Assessing and managing violence risk in outpatients. *Journal of Clinical Psychology, 56*, 1239-1262.

Steadman, H. J. (2000). From dangerousness to risk assessment of community violence: Taking stock at the turn of the century. *Journal of the American Academy of Psychiatry and the Law, 28*, 265-271.

監訳者紹介

吉川和男（よしかわ かずお）
　平成4年秋田大学医学部を卒業後，東京医科歯科大学大学院医学系研究科博士課程にて犯罪精神医学を専攻，平成8年同課程を修了（医学博士）。平成12年英国ロンドン大学精神医学研究所（司法精神医学）大学院ディプロマ取得。埼玉県立精神保健総合センター診療部医長，国立精神・神経センター武蔵病院医長を経て，平成15年より国立精神・神経センター精神保健研究所司法精神医学研究部長を務める。英国 Criminal Behaviour and Mental Health （CBMH）誌編集委員。著書に「臨床精神医学講座第19巻 司法精神医学・精神鑑定」（分担執筆，中山書店 1998年），「司法精神医学第2巻 刑事事件と精神鑑定」（分担執筆，中山書店 2006年），「司法精神医学第3巻 犯罪と犯罪者の精神医学」（分担執筆，中山書店 2006年），「司法精神医学第5巻 司法精神医療」（分担執筆，中山書店 2006年），「HCR-20 暴力のリスク・アセスメント」（監訳，星和書店 2007年），その他がある。

訳者

岡田幸之（おかだ たかゆき）
　国立精神・神経センター精神保健研究所司法精神医学研究部室長

安藤久美子（あんどう くみこ）
　国立精神・神経センター武蔵病院医師

菊池安希子（きくち あきこ）
　国立精神・神経センター精神保健研究所司法精神医学研究部室長

福井裕輝（ふくい ひろき）
　国立精神・神経センター精神保健研究所司法精神医学研究部室長

富田拓郎（とみた たくろう）
　国立精神・神経センター精神保健研究所司法精神医学研究部研究員

美濃由紀子（みの ゆきこ）
　国立精神・神経センター精神保健研究所司法精神医学研究部研究員

著者紹介

Kevin S. Douglas
カナダの Simon Fraser University 心理学部門助教授。Webster 教授の下で 1994 年より HCR-20 の開発および予測妥当性の研究に従事し，2001 年に同大学臨床心理学の PhD を修得，その後，サウスフロリダ大学の助教授を経て，2004 年より現職。「HCR-20 暴力のリスク・マネージメント　コンパニオンガイド」HCR-20 Violence Risk Management Companion Guide, 2001（星和書店より刊行予定）の筆頭著者。

Christopher D. Webster
カナダの Simon Fraser University 心理学部門名誉教授，University of Toronto 精神医学部門教授，McMaster University 精神医学行動科学部門司法精神医学部非常勤教授。専門は暴力のリスク・アセスメント，リスク・マネージメント。代表的著書に Impulsivity:Theory, Assessment and Treatment, Guilford, New York, 1997 がある。

Stephen D. Hart
カナダの Simon Fraser University 心理学部門教授，University of Bergen 心理学部門客員教授。The Risk for Sexual Violence Protocol （RSVP）の筆頭著者。

Derek Eaves
British Columbia Forensic Psychiatric Services Commission の委員。司法精神科医。

James R. P. Ogloff
オーストラリア Monash University 臨床司法心理学部教授，及び同大学司法行動科学センター部長。

HCR-20　コンパニオン・ガイド

2007 年 11 月 29 日　初版第 1 刷発行
2011 年 9 月 29 日　初版第 2 刷発行

著　　者　Kevin S. Douglas ほか
監訳者　吉川和男
発行者　石澤雄司
発行所　㈱星 和 書 店
　　　　〒168-0074　東京都杉並区上高井戸 1-2-5
　　　　電話　03 (3329) 0031（営業部）／03 (3329) 0033（編集部）
　　　　FAX　03 (5374) 7186（営業部）／03 (5374) 7185（編集部）
　　　　http://www.seiwa-pb.co.jp

Ⓒ 2007　星和書店　　Printed in Japan　　ISBN 978-4-7911-0649-3

・本書に掲載する著作物の複製権・翻訳権・上映権・譲渡権・公衆送信権（送信可能化権を含む）は ㈱星和書店が保有します。
・ JCOPY 〈（社）出版者著作権管理機構 委託出版物〉
本書の無断複写は著作権法上での例外を除き禁じられています。複写される場合は，そのつど事前に (社)出版者著作権管理機構 (電話 03-3513-6969，FAX 03-3513-6979, e-mail : info@jcopy.or.jp) の許諾を得てください。

MEMO

MEMO

MEMO